U0727469

实用临床中西医疾病诊治

孙一睿 许敏 柴红静 杨亚男 徐会荣 赵文君 　主编

吉林科学技术出版社

图书在版编目（ＣＩＰ）数据

实用临床中西医疾病诊治 / 孙一睿等主编. -- 长春 ：
吉林科学技术出版社，2024. 6. -- ISBN 978-7-5744
-1616-1

Ⅰ. R2-031
中国国家版本馆 CIP 数据核字第 20247R7Y54 号

实用临床中西医疾病诊治

Shiyong Linchuang Zhongxiyi Jibing Zhenzhi

主　　编	孙一睿 许敏 柴红静 杨亚男 徐会荣 赵文君
出 版 人	宛　霞
责任编辑	史明忠
封面设计	王　佳
制　　版	王　佳
幅面尺寸	185mm×260mm
开　　本	16
字　　数	150 千字
印　　张	10.5
印　　数	1-1500 册
版　　次	2024 年 6 月第 1 版
印　　次	2024 年 12 月第 1 次印刷

出　　版	吉林科学技术出版社
发　　行	吉林科学技术出版社
地　　址	长春市南关区福祉大路 5788 号出版大厦 A 座
邮　　编	130118

发行部电话/传真　0431—81629529　　81629530　　81629531
　　　　　　　　　　81629532　　81629533　　81629534

储运部电话　0431-86059116
编辑部电话　0431-81629510

印　　刷	三河市嵩川印刷有限公司

书　　号	ISBN 978-7-5744-1616-1
定　　价	65.00 元

《实用临床中西医疾病诊治》

编委会

主　编

孙一睿　复旦大学附属华山医院

许　敏　四川大学华西广安医院（广安市人民医院）

柴红静　枣庄市妇幼保健院

杨亚男　德州市中医院

徐会荣　山东省济宁市兖州区妇幼保健计划生育

　　　　服务中心

赵文君　德州市中医院

副主编

刘素桃　重庆市中医院

金晓祥　云南省楚雄州大姚县人民医院

陈　财　海口市中医医院

黄凤渊　简阳市中医医院

刘　红　蒲江县中医医院

孙泽军　安岳县第三人民医院

曲新涛　山东第一医科大学附属中心医院

张　栋　武汉市中医医院

陈晶晶　宁波市鄞州区第三医院

农云凤　广西骨伤医院

杨钦兵　兰州市城关区人民医院

前 言

　　中西医结合医学是我国独创的一门新兴学科。随着科学的日新月异、中医学的不断发展以及现代医学的不断进步，结合中医、西医两种医学体系之所长，充分吸收、利用现代科学和中西医结合研究的新成果，打破以往中西医之间的互斥格局，开创我国临床医学的新局面，是 21 世纪医务工作者的愿望，是人类医学发展的必然趋势，也是人们对医学寄予的最高期望。本书主要介绍了中西医结合医学基础、常见疾病的中西医结合治疗等内容，有较强的科学性、指导性和实用性，可供从事中医、西医的医务工作者，尤其为中西医结合临床的广大医务工作者及学生提供了借鉴和参考。

目　录

第一章　中西医结合医学

医学是处理健康人的生理使之处于良好状态相关问题的一门科学，以预防和治疗疾病、提高人体健康水平为目的。狭义的医学只是疾病的治疗和机体有效功能的极限恢复，广义的医学还包括中国养生学和由此衍生的西方营养学。当今医学主要有西方微观西医学和东方宏观中医学两大体系。虽然由于东西方思维方式的不同，导致研究人体健康与外界联系及病理机制的宏观—微观顺序不同，但相信在不远的将来，随着中西医实践的经验积累和理论形成，必将诞生新的医学——人类医学。

第一节　医　学

一、科学

科学（science）一词源于古汉语，原意为科举之学，南宋思想家陈亮在《送叔祖主筠州高要簿序》中提出："自科学之兴，世之为士者往往困於一日之程文，甚至于老死而或不遇。"科有分类、条理、项目之意，学则为知识、学问。中国古代各类经典的经书都是科学规律探索的信息记录，《黄帝内经》就是中国上古时代的科学巨著。

science 源于拉丁文 scio，后演变为 scientin，最终演变为今天的 science，其本意是系统知识。日本启蒙思想家福泽瑜吉在翻译 science 时，引用了古汉语科学一词，即分类的知识和学问。1893 年，中国近代思想家、维新派领袖康有为率先引进并使用了科学二字。中国资产阶级启蒙思想家和教育家严复翻译《天演论》等著作时，也使用了科学二字。此后，科学二字便在中国广泛运用。

（一）科学的定义

科学是反映事实真相的学说，是对事实真相的客观反映。科学有别于真理，真理是一定前提条件下的正确的客观规律及其描述，而科学是一定条件下的合理的方法、实践及其描述；科学不一定是真理，但真理一定是科学。科学是把任何被研究的对象进行无限放大和无限缩小，并在此过程中找到接近完美的理论。科学是运用求真务实的态度和思维严谨的方法，运用范畴、定理、定律等思维形式，反映现实世界各种现象的本质和规律的知识体系，是社会意识形态之一，是人类智慧结晶的分门别类的学问。

1888 年，英国天文学家达尔文认为：科学就是整理事实，从中发现规律，得出结论。他指出了科学的内涵，即事实与规律。科学要发现前人所未知的事实，并以此为依据，实事求是，而不是脱离现实的纯思维的空想。规律是指客观事物之间内在的本质的必然联系。因此，科学是建立在实践基础上，经过实践检验和严密逻辑论证的，关于客观世界各种事物的本质及运动规律的知识体系，是对一定条件下物质本质变化规律的研究和总结。科学的特点是可重复性、可证伪、自身没有矛盾。

（二）科学技术

科学技术是研究有关客观事物存在及其相关规律的学说，是能为人类所用的知识。由于人们研究客观事物的不同，科学与科学技术是两个可以互相转化的概念。即科学可以是科学技术，科学技术也可以是科学。比如，汽车发动机理论相对汽车这个事物而言，这个理论就可称为汽车发动机科学，而汽车理论就是诸如发动机科学、机械传动科学、电子科学等科学综合应用的汽车科学技术。发动机理论也是一门科学技术，是包含材料科学、燃料科学、力学等科学综合应用的科学技术。

（三）科学的内容

科学的内容一是能够揭示宇宙万物的本质特性和规律，二是能够对万物的原有状态进行重组，使其成为有某种性能的并且能满足人们某种实践需求的东西。

科学包括以下五个方面的内容：科学就是知识；科学不是一般零散的知识，而是理论化、系统化的知识体系；科学是人类和科学家群体、科学共同体对自然、社会、人类自身规律性的认识活动；在现代社会，科学还是一种建制；科学技术是第一生产力。

英国科学家贝尔纳把现代科学的主要特征概括为六个方面：一种建制；一种方法；一

种积累的知识传统；一种维持或发展生产的主要因素；构成我们的各种信仰和对宇宙及人类的各种态度的力量之一；与社会有种种相互关系。

科学是使主观认识与客观实际实现具体统一的实践活动，是通往预期目标的桥梁，是连接现实与理想的纽带。科学是使主观认识符合客观实际和创造符合主观认识的客观实际的实践活动。这是科学的内涵。

（四）科学方法

科学就是求真，要真正理解科学，仅弄清科学的定义是不够的。但也不是说要掌握许多科学知识才能理解科学，要想迅速理解科学的捷径，只有掌握一些主要的科学方法。

1.逻辑思维包括概念、判断、推理三个部分。思维能力主要包括判断能力、推理能力、分析能力、综合能力、想象能力、联想能力、创造能力等。

判断是思维的基本形式之一，是肯定或否定事物的存在，并指明事物是否具有某种属性的思维过程。判断能力，即将一事物的概念与其他事物的概念进行分辨、鉴别的能力。

推理是根据一个或几个已知的判断，推出一个新判断的思维形式。已知的判断叫作推理的前提，从已知的判断推出的新判断叫结论。达到推理的正确性必须具备两个条件，一是推理的前提是真实的，二是推理过程符合思维规律、规则，即是合乎逻辑的推理。若其中一条不具备，则推理的结论就不一定是真实可靠的。

2.分析综合。分析是把一件事物、一种现象分成较简单的组成部分，并找出这些部分的本质属性和彼此之间关系的过程。综合是把分析过的对象的各个部分、各个属性联合成一个统一整体的过程。科学史表明，科学家不只是知识的发展者，更重要的还是知识的综合者。在临床工作中，一个具体的病证表现出一系列的症状，要做出正确的诊断首先要分析产生这些症状的原因，得出病因的结论，再分析每个症状产生的机制，只有经过深入的分析和综合，才能对这一病证的病因病机有一个全面深入的认识，才能做出正确的诊断。

3.归纳演绎。经典的科学方法有实验方法和理论方法两类，具体地说主要是归纳和演绎。归纳法是将特殊陈述上升为一般陈述（定律、定理、原理）的方法。经验科学源于观察和实验，把大量原始记录归并为很少的定律定理，形成秩序并然的知识体系，这是经验科学形成的过程。如何归纳是有效的、可靠的，这是经验科学要研究的最重要问题。科学归纳推理比较真实可靠，因而在科学实验中得到广泛的应用。演绎法是将一般性理论认识（原则、原理和规律性知识）应用到个别或特殊事物上，从而引导出新的结论和方法，阐明研究结论及其普遍意义。通过归纳分析得出的某个具有一般性的研究结论，要靠演绎逻辑方法来证明其研究结论的普遍指导意义。

（五）科学分类

按研究对象的不同可分为自然科学、社会科学和思维科学，以及总结和贯穿于三个领域的哲学和数学。

按与实践的不同联系可分为理论科学、技术科学、应用科学等。

按人类对自然规律利用的直接程度，科学可分为自然科学和实验科学两类。

按是否适合用于人类的目标，科学又可分为广义科学、狭义科学两类。

目前，我国科技和教育部门通常将科学分为十二个门类：文学、史学、哲学、教育学、法学、经济学、理学、工学、农学、医学、管理学和军事学。

二、医学科学

医学科学最初属于自然科学的一个分支。但是，随着人类历史、社会、科学和技术的不断发展，各学科之间相互交融，医学科学已超出了生命科学的范畴，而广泛涉及自然科学的生物学、物理学、化学、药学、环境科学、工程科学，以及社会科学中的哲学、社会学、语言学、人类学、心理学、宗教学等各个学科。

关于医学的起源，历代学者有不同的学说。代表性的观点有医源于神、医源于圣、医源于巫、医源于动物本能、医源于人类之爱、医食同源、医源于经验、医源于劳动等。虽各有所据，但各有所偏。因为，医学起源是一个漫长、曲折、复杂的历史过程，可以追溯到人类在原始思维支配下最初的生活和生产实践活动，不是单一因素作用的结果，而是在多种因素综合作用下逐渐形成的。

起源时期的医学是人类早期医疗知识的积累，一般称为原始医学。原始社会末期，随着生产力水平的提高，人类开始进入文明时代。古埃及、古巴比伦、古印度、古希腊、古罗马及古代中国，被认为是人类文明的五个主要发源地，不仅创造了各自的文明，而且孕育了各自的医学，即古埃及医学、古巴比伦医学、古印度医学、古希腊医学、古罗马医学以及古代中国医学。这一时期的医学，尽管研究对象是同一的，医学的基本性质和基本任务是相同的，但其社会和文化基础各有特色，使孕育中的医学从这时起就有各自的风格，并逐渐以古希腊医学为主发展为今天的西方医学，以古代中国医学为主形成了中医学。中医学是世界上唯一经历了数千年发展而延续至今的传统医学。

三、医学模式

医学包括认识和实践两个方面，因此，医学模式也就包括医学认知模型和医学行为模式。前者指一定历史时期人们对医学自身的认识，即医学认识论；后者指一定历史时期人们的医药实践活动的行为范式，即医学方法论。

（一）概念

医学模式又称医学观，是人们考虑和研究医学问题时所遵循的总的原则和总的出发点，是人类对健康与疾病总体认识的高度概括，即对医学本质、医学思想的高度概括。医学模式的核心是医学观，包括生命观、人体观、健康观、疾病观、诊断观、治疗观、预防观、医学教育观等。此外，医学模式还包括根据医学观建立的医疗卫生和医学教育体制。医学模式从哲学高度概括了在不同社会发展时期的医学思想观念及总体特征，指导着医学实践的思维和行为方式。

（二）医学模式的形成

医学模式是在医学实践活动和医学科学发展过程中逐步形成的，属于自然辨证法领域。一方面，它是由各个时期医学发展水平、医学研究的主要方法和思维方式决定的；另一方面，它形成以后，又成为观察与处理医学问题的思想与方法，对各个时期的医疗实践、医学研究、医学教育和卫生保健事业具有强大的能动作用，成为其指导思想和工作方针的理论基础。随着社会的进步、医学科学和卫生事业的发展，医学模式将不断变化和发展。因此，医学模式对整个医学而言，具有重要的指导意义。

（三）医学模式是指导思想

医学模式是医学研究和医学实践的指导思想。医学模式的演变反映了医学的本质特征和发展规律，从而给医学科学理论和实践领域带来重大的影响。医学科学研究和医疗实践活动都是在一定的医学观和认识论的指导下进行的。例如：人类健康是从单一的生物学角度去观察，还是从生物学、心理学与社会学全方位去认识；人类疾病的防治、健康保健是单纯从生物学角度来处理，还是从生物学、心理学和社会学多角度综合地研究。这种观念、认识和方法上的区别，主要起因于不同医学模式的影响，实质上是不同医学观的反映。

（四）医学模式是不断演变的

医学模式是随着医学科学的发展与人类健康需求的变化而不断演变的。一种医学模式能在相当长的时间内成为医学界的共同信念，成为医学家为实践这些信念共同遵循的科学研究纲领，这既不是从他们头脑中主观臆造出来的，也不是由他们随意选择的，而是受制于当时历史条件下生产力发展的水平、生产关系的性质，当时的政治环境、文化背景、科学技术发展水平以及哲学思想等因素。每当社会发展到一个新阶段，医学模式也必随之发生相应的转变。这种转变的终极目标是运用医学模式思想的指导，最大限度地满足人类对健康的追求。因此，人类对健康的需求不断提高，也迫使医学模式不断发展、变化与完善。

（五）西方医学模式

随着社会经济的变化、科学技术的进步、医学科学的发展，人类对健康和疾病的认识不断发生变化，西方医学也经历了漫长的历史发展过程，医学模式也随之发生了相应的改变。

1.神灵主义医学模式

神灵主义医学模式产生于原始社会。人类社会早期，人们对健康和疾病的认识还处于萌芽状态，由于生产力和科技水平低下，人们对客观世界的认识能力局限于直觉观察，尚未建立起科学的思维方法，因此，人们对健康和疾病的理解与认识只能是超自然的。这种医学模式认为，人的生命与健康是神灵所赐，疾病和灾祸是鬼神作怪与天谴神罚，死亡是天神召回灵魂。对疾病的治疗，虽然也采用一些自然界中的植物和矿物作为药物使用，但主要还是祈求神灵巫术；要想健康无病，就要求助和感动神灵。这是早期的疾病观和健康观，这一时期的医学模式具有医术和巫术混杂的特点。

2.自然哲学医学模式

自然哲学医学模式是随着古代哲学、自然科学和医学的发展而产生的。由于社会生产力的进步，科学技术水平的提高及医疗实践的发展，人们开始逐步摆脱原始宗教信仰的束缚，在探索自然本源的同时开始探求生命的本源，对健康与疾病的认识也逐渐发生了改变，产生了具有朴素辨证法思想的整体医学观。古希腊、古埃及、古印度、古代中国建立的早期医学理论，都试图利用自然界的物质属性来解释人的生命属性，从而产生了粗浅的认识和理性概念。这一时期，医学理论吸收了自然哲学的理论和认识，初步建立和形成了古典医学理论体系，推动了后世医学的发展。

3.机械论医学模式

机械论医学模式形成于14~16世纪的文艺复兴运动之后。文艺复兴运动使自然科学研究冲破了宗教神学和经院哲学思想的桎梏，兴起了运用实验、归纳和数学方法去研究自然，促进了医学的发展。英国自然科学家和哲学家培根和法国百科全书派学者笛卡儿等认为，新时代的哲学必须建立在科学观察和实验基础上，只有观察和实验才是真正的科学方法，主张对事物进行考察分析，重视逻辑推理，尤其倡导演绎法和数学法。在这种思想影响下，出现了机械医学观，把机体一切复杂运动归纳为物理化学变化，甚至连思维活动也认为是机械运动，为近代实验医学的兴起创造了条件。从18世纪意大利的病理解剖学家摩尔加尼创立病理解剖学开始，到1838年德国植物学家施莱登发现植物细胞，次年施旺发现动物细胞，直至19世纪中叶德国病理学家威尔啸倡导细胞病理学，确认了疾病有形态学微细物质基础的理论，开辟了病理学的新阶段。

机械论医学模式影响下的医学研究思维方法是还原论和归纳法，认为一切知识可被还原为某种对所有现象都适用的原则。器官病理学认为，每种疾病都有与它相应的一定器官损害，细胞病理学认为每种疾病都有与它相适应的细胞损害。这种学术观点局限在从机械论的角度来解释生命活动是机械运动，认为保护健康就是保护"机器"，疾病是"机器失灵"了，需要医生对其进行"修补"，而忽视了人类机体生命的生物复杂性以及社会复杂性，从而产生对人体观察的片面性与机械性。

4.生物医学模式

生物医学模式是在近代生物医学基础上形成的生物医学观和相应的医疗卫生观。18 世纪下半叶到 19 世纪初，科学技术进入了一个迅猛发展的阶段，尤其是生物科学的长足进步，使医学发展进入了一个新的历史时期。

1675 年，荷兰生物学家列文虎克发明了显微镜，法国微生物学家和化学家巴斯德在细菌方面的开拓性研究，以及实验医学的产生和发展，为人体形态结构与功能以及对各种生命现象进行研究提供了必要条件。19 世纪以来，先后发现了诸如结核杆菌、伤寒杆菌等多种病原微生物，这些研究形成了疾病的细菌学病因理论。与此同时，生理学、解剖学、组织学、胚胎学、生物化学、细菌学、病理学、免疫学、遗传学等一大批生命学科相继形成，使生物科学体系逐步完善，越来越多地揭示了各种疾病的病因、过程和机制，为解决临床医学和预防医学的一些重大难题打下了坚实的基础，推动医学进入了生物学时代，并形成了生物医学模式。

生物医学模式对健康与疾病的认识，是建立在疾病与病因的单因单果模式上的，即健康是宿主、环境和病原体三者之间的动态平衡，当环境变化，致病因子的致病能力增强，人体抵抗能力下降，使平衡受到破坏就可生病，符合传染病为主的疾病谱的著名"流行病学三角模式"。这种保持生态平衡的观念，也称为生态学模式。

生物医学模式适用于揭示传染病的流行规律，在这一模式的指引下，人类在疾病控制活动中，通过采取杀菌灭虫、预防接种和抗生素等措施，有效控制了急慢性传染病和寄生虫病的危害。在几十年的时间里，使急慢性传染病和寄生虫病发病率大幅下降，平均期望寿命显著延长。由于克服了临床手术的疼痛、感染和失血三大难关，大大提高了手术的成功率。总之，生物医学模式对西方医学的发展起了巨大的推动作用，使其取得了辉煌成就，甚至带来了第一次卫生革命的胜利。

由于生物医学模式从纯生物学角度考虑和分析疾病与健康现象，因而存在明显不足，尤其是随着社会经济的发展和科学技术的进步，其局限性日益突出。主要表现在只考虑病因中的生物学因素、环境中自然环境以及宿主的生理和病理过程，而忽略了心理和社会因素的影响。即使以生物因素为主的传染性疾病，在流行与防治上也不单纯是生物因素的作用，同样要受到人的社会活动、人际交流和生活聚集等因素的影响，也受到心理和社会诸因素的制约。总之，由于受机械论思维方式的影响，生物医学模式把人与自然、社会环境和心理因素分离开来，把人体各部分孤立起来，不能辨证地对待内因与外因、局部与整体、运动与平衡的关系，使近代医学在科学实验和临床活动中遇到了很多困难。所以，医学的进一步发展强烈呼唤更加完善的医学模式理论。

5.生物—心理—社会医学模式

生物—心理—社会医学模式产生于 20 世纪 70 年代。人类进入 20 世纪以来，尤其是自 20 世纪 50 年代开始，人们的生活条件和劳动方式发生了很大变化。由于环境污染、生态改变、人口剧增等原因，导致了疾病谱、死亡谱发生了重大改变。影响人类健康和生命的主要疾病已不再是传染病、寄生虫病和营养缺乏病等，与心理性、社会性因素相关的疾病显著增多。目前，死因居前三位的心血管疾病、脑血管疾病、恶性肿瘤，都与心理、吸烟、环境污染等心理—社会因素有关。至于公害病、交通事故、自杀、吸毒、酗酒、饮食过度、犯罪率升高等各种社会因素引起的疾病，则主要来自心理—社会因素。上述改变使人类逐步认识到，许多慢性病的发生和发展与自然环境、社会环境、行为和生活方式有密切关系。因此，1977 年美国精神病学家恩格尔在《需要新的医学模式：对生物医学的挑战》文中，率先提出了生物—心理—社会医学模式，批评传统医学模式把疾病过程看成"人体是机器，疾病是机器故障的结果，医生的任务就是修理机器"的观点，主张医学应从生物、心理、社会的角度看待患者、看待疾病、看待医学，并指出：生物医学逐渐演变为生物—心理—社会医学是医学发展的必然。

德国哲学家恩格斯指出：为了理解疾病的决定因素，以及实现合理的治疗和卫生保健的目标，医学模式必须考虑到患者、患者生活的环境和生活因素，以真正消除疾病的破坏作用。为此，生物—心理—社会医学模式综合运用多学科的基本理论，揭示和解决医学和健康问题，包括行为医学、心身医学、医学心理学、医学伦理学、社会医学、流行病学、形态科学、机能科学、生物病原学、病理学、环境生态学等。因此，新医学模式的出现，既是医学本身发展的必然，也是现代科学技术发展的必然。

（六）中医学模式

中医学在其理论体系形成的同时即树立了天人相应、形神合一、因人制宜、治病求本等医学观念。尽管当时及后世并没有将其总结为某种医学模式，但这些观念一直在潜移默化地指导着中医理论和实践的发展。目前尚无统一和公认的说法，其中天地人整体医学模式更符合中医学的特点和历史，具体有以下几个主要内涵。

1.整体观念

整体观念源于中国传统的天人相应整体论。整体论强调事物的完整性和统一性，认为事物和世界的本源是一个整体，各个部分由整体分化而来。中医学认为，人与任何事物都是由自然分化而来，其本源都是混沌未分的元气。因此，中医学强调人与自然、社会的整体性，形与神的整体性、人体自身的整体性，重视自然、社会、心理因素对人体的影响。中医学既关注个体生命过程的整体论，更关注人类生命过程的整体论，强调天人相应，提倡顺应自然，要求从生理、病理、诊法、辨证、养生、防治等各个方面，贯彻和体现这一思想。

2.以人为本

自古以来，中医学始终遵循以人为本的原则，把人看作自然属性、社会属性和思维属性的统一体，将人的健康与疾病问题置于时间、空间、社会大环境中的核心来认识，即从人的生命、心神（心理和思维）、环境（自然、社会、精神环境）相统一的角度，认识和调理人的健康和疾病，强调认识病首先要认识人。这种医学模式在发展水平上虽然是朴素的，但在性质上比其他医学模式更加符合人的实际。

3.个体辨证

中医学模式将人置于自然和社会整体的核心，既注重人的群体共性，又注意区分个体差异。对待健康与疾病的问题，始终注意区别整体状态下的具体的人，形成了中医学辨证论治的个体化诊疗模式。第一，以"三因说"概括病因，不仅包括自然、社会、心理、生物诸多致病因素，还包括致病因素的不同特点和致病途径，以及对某些病理产物的致病特点进行概括。第二，对疾病的诊断不是寻求病灶或局部定位的特异性诊断，而是综合分析疾病对人体造成的失衡状态。第三，通过对个体的灵活辨证，确立了因人、因时、因地制宜的治疗观。中医学模式不是就病论病、就人论人的孤立及呆板的医学观，而是以联系、发展、变化的辨证观点指导医疗实践。

4.取法自然

受道法自然思想的影响，中医学对待医学问题的总体指导思想是取法自然。从养生防病角度来讲主张顺应自然，从治疗疾病角度来讲主张自然疗法。如中医治病方法主要以中药为主，也包括针灸、推拿、食疗、心理、体育等疗法，都是从自然角度着手解决人的问题。中药以天然植物、动物、矿物为主，以达到人与自然的平衡与协调。针灸、推拿、食疗等，属自然疗法的范畴。自然疗法对人体的作用是生态调理，综合调理。中医治病并非着眼于疾病本身，而是运用自然之理、自然之法，以恢复人体的平衡协调状态。

（七）中西医结合医学模式

随着中西医结合医学研究的不断深入，有必要建立中西医结合医学模式，用以指导中西医结合医学实践活动中的思维和行为方式，这不仅是发展中西结合医学的需要，而且对整个医学的发展具有十分重要的意义。

1.中西医学模式比较

总体来讲，中医学理论体系以中国古代哲学为基础，是中国古代医学知识与哲学相结合的产物，所以中医学模式具有"哲学—医学"特征。西医学的生物—心理—社会医学模式，以现代自然科学为基础，是医学与自然科学相结合的产物，具有"科学—医学"特征。两种医学体系的基本特征不同，而且形成两种医学的地域、经济、文化背景不尽一致，所以两种医学模式也存在各种差异。

2.中西医结合医学模式

中医学理论体系的医学观念及医学模式具有合理性、科学性和实用性，至今未发生根本改变，仍保持着整体性、宏观性、人本性等特点。西医学经历了机械论医学模式、生物医学模式、生物—社会—心理医学模式的发展阶段，正在走向整体（系统）医学时代。所以，中西两种医学模式正日趋接近，甚至有殊途同归之势。因此，将二者相互融合，取长补短，建立一种中西医结合新医学模式，不仅是必要的，也是可能的。近年来，有学者提出新医学的种种模式，但尚未形成一致意见，概括有以下几个问题。

（1）符合中西结合医学的发展需要：中西医结合医学模式应该能全面地反映人的各种基本特性、健康与疾病的基本规律，对中西医结合医学的发展起到指导作用。因此，在构建中西医结合医学模式的过程中，应坚持辨证唯物主义和历史唯物主义思想。

（2）以现有的中西医学模式为基础：新医学模式既不是中医学以"天人整体"为特征的模式，也不是西医学正在建立的生物—心理—社会医学模式，而应是综合中西医学两种医学模式的长处，互相补充、融合，形成更加完备的医学模式，指导两大医学体系的融合。

（3）贯彻以人为本的思想：医学的研究对象是人的健康与疾病，既要区别人的自然、社会、思维三种基本属性的基本内容和规律及其在人的健康与疾病中的地位和作用，又要注意三种基本属性的相互关系，认识其在人的整体水平上的整体特性，以及在人的健康与疾病中的地位和作用。

（4）理论与实践相结合：医学是一门应用科学，运用相关科学的知识和方法来研究和解决人的健康与疾病问题，是医学发展的正确道路。建立中西医结合医学模式，应该充分利用中西医结合的实践成果，还应充分利用相关学科的成果。

（5）从发展的观点看问题：现代社会中，多元化的生活方式、快速的工作节奏、过度精细的食物结构、复杂的人际交往、紧张的心理状态、日渐污染的生存空间等复杂的因素，使人体的生理病理变化更显多样化、复杂化、无序化，也使疾病谱发生着改变，疾病诊治的难度越来越大。这是在建立新的医学模式中必须认真考虑的问题。

四、医学发展规律

医学的产生与发展是人类追求健康及与疾病做斗争的必然结果。在医学发展过程中，历史与时代、哲学与科学、政治与经济、思想与文化、地理与环境等，都是影响其发展的重要因素。正是这些因素的不同影响，产生了中医与西医不同的发展轨迹及学术差别。

（一）西医学发展的基本规律

西医学源自古希腊医学，经过古罗马时期的兴盛和中世纪的衰落，直到 16 世纪文艺复兴之后才逐步建立起近代和现代医学体系，然后从欧洲走向世界，发展为今天的西医学体系。文艺复兴以来，影响西医学发展变化的主要原因有以下几个方面。

1.实验研究是医学发展的基础

西医学体系是建立在实验研究基础上的医学体系。自 16 世纪中叶以来，西医学借助近代及现代科学技术，使用分析为主的方法，在器官、组织、细胞、分子等不同层次上对人体的结构与功能，对疾病的病因与机制，对治疗的药物与手段，对预防的方法与途径等，进行了大量的实验研究，为推动西医学的进步和发展奠定了坚实基础。实验研究不仅使西医学对人体细节直至细胞和分子层次上的认识日益精确，而且在基础、临床和预防医学诸方面都取得了丰硕的成果，大大提高了医学水平和人类同疾病做斗争的能力。

2.自然科学发展对医学的推动

西医学的发展与科学技术的进步密切相关。19 世纪自然科学的三大发现对西医学的影响十分明显。能量守恒与转换定律为研究与人类机能有关的学科指明了道路；生物进化论第一次解决了人类的起源问题；细胞学说和光学显微镜技术对促进医学发展的意义更为突出。20 世纪中叶，DNA 双螺旋结构的发现标志着分子生物学的到来；20 世纪 70 年代诞生的重组 DNA 技术，以及 20 世纪 90 年代发展的人类基因组工程，使医学发展进入分子医学时代，使现代医学分别从器官、组织、细胞、分子水平揭示人体正常结构和功能、异常结构与功能及致病机制和治疗原理。西医学诊断疾病也是从最初靠观察人的整体变化，到器官和组织、细胞器细微结构、分子生物学及分子遗传学和基因水平，对疾病进行诊断和治疗。

3.疾病谱变化对医学的要求

疾病谱的变化对医学发展具有十分重要的影响，当传染性疾病占据疾病谱和死因谱主要位置时，医学的主要任务和目的是探讨特异生物因素和有针对性的治疗方法。当传染性疾病得到有效控制后，全球疾病谱和死因谱发生了重大变化，影响健康的主要疾病由传染性疾病为主转为以非传染性疾病为主。近年来，世界各国都出现了以恶性肿瘤、心脑血管病占据疾病谱和死因谱主要位置的趋势。由于上述疾病病因复杂，与人的性格、生活方式、生活条件、心理因素等均有一定关系，社会和心理因素的作用便明显地呈现在人们面前，使人们把视角由单纯考虑引起疾病的生物因素，向综合考虑生物、心理、社会因素转变。这种疾病谱的转变，不仅引发了现代医学模式的建立，而且还将引发第二次卫生革命的到来。

4.健康需求增强对医学的促进

医学的目的不仅是防治疾病，更重要的是保护和促进人类健康。一方面，随着生产力的发展和国民收入的提高，人们对健康的需求日益多样化，普遍希望提高健康水平和生活质量。另一方面，不良生活方式、生态和环境因素、社会问题引起的疾病日益突出，由于生活节奏加快、工作压力增大、人际关系紧张、心理负荷过重、环境污染等原因，心理障碍或变态、精神疾病以及因环境污染造成的危害和疾病明显增多。要解决这些问题，靠以往的医学方式显然难以奏效，必须通过医学的改革与进步加以解决。

（二）中医学发展的基本规律

中医学之所以能发展到今天，成为当今世界医学的一个重要组成部分，并以旺盛的生命力屹立于科学之林，主要遵循了以下几个基本规律。

1.理论体系的不断完善

中医学经历了原始医学阶段后，至商周时期已经积累了大量的医药卫生知识，春秋战国时期建立了以《黄帝内经》为主要标志的独特的理论体系。中医学理论体系的建立使中医学在经验医学的基础上得到升华，为中医学的发展奠定了重要的理论基础。后世中医学的发展过程，实际上是对这一理论体系进行不断丰富和发展的过程。

2.实践与理论相互促进

中医学是在理论和实践的交替过程中不断发展的。中医学源于实践，如果没有大量有效的实践，中医也不可能延续数千年。中医理论的不断完善，对实践的指导价值颇大。中医学的某些理论，用现在的科学知识也许不能完全解释清楚，甚至根本不能解释，但不能因此而否定中医学理论的意义。

3.以中国传统文化为根基

中医学的发展始终没有离开中国传统文化的根基。中医学理论体系构建过程中，由于充分吸收了先秦诸子天人相应及《周易》《老子》阴阳对立统一等学术思想及天文、历法、气象等知识，《黄帝内经》建立了以阴阳五行、藏象学说、精气理论为主的理论框架。魏晋"玄学"、宋明"理学"等，在很大程度上促进了中医学的发展。

（三）中西医结合医学发展的基本规律

中西医虽是两个不同的医学体系，但研究对象是同一的，这就决定了医学理论的统一性，这是科学发展的客观规律。但在实现中西医统一、创立中西医结合新医药学的过程中，应该遵循科学及医学发展的基本规律。

第一，正确认识中西医的差异是中西医结合的基础。尽管中西医的研究对象是同一的，但仍有众多差异，并各有短长。正是由于存在差异，中西医才有结合的可能和必要。因此，应从历史的角度，客观地认识和分析中西两种医学体系的发展历史，正确分析中西医的差异及造成差异的原因，分别总结各自的发展规律，然后寻求中西医结合的正确道路。

第二，充分认识社会、政治、经济、文化、背景、科学、技术等因素对医学发展的影响。随着现代科学技术革命的兴起，特别是人类生态学、环境科学、系统科学、心理学、人文社会学与辩证唯物主义哲学的发展，对于人的系统整体性、人与自然和社会环境的相互依存、相互作用、相互制约的内在联系认识进一步加深，医学与人文学科的渗透、交叉与融合更加紧密，中西医结合研究必须充分借鉴和利用这些科学成果。

第三，掌握和运用现代科学理论是中西医结合研究的必要条件。医学的发展与科学理论的进步密切相关，从 16 世纪以来，欧洲医学革命的每一项成就，几乎都与移植和运用新的科学理论有关。因此，中西医结合研究的突破，必须借鉴和运用现代科学理论，从中医与西医的"两结合"，提高和发展到中医、西医与现代科学的"三结合"。

第四，创造适合中、西医各自发展的环境，以及相互融通的氛围。应该尊重中西医各自的发展规律，并为其提供良好的生存和发展空间。中医学是数千年来医学经验的积累，近现代科学技术的发展不过是几百年的历史，用几百年的知识解释几千年的经验，显然应持慎重的态度。对中医学要继承和发展，继承是发展的前提，这样才能为中西医结合提供条件和依据。

五、西医学的产生与发展

（一）古代西方医学

公元前 450 年至公元 4 世纪，古希腊、古罗马医学对于后世西方医学以及世界医学的发展影响深远，医史学界公认其为西方医学的重要渊源。

1.《荷马史诗》与神话医学

《荷马史诗》中在描述许多战争场面的同时，记载了许多战地医疗情况。诗中记载战伤共有 141 例，涉及解剖、镇痛、包扎、拔除箭头等医疗知识。从对战伤的处理可以看出，古希腊人已掌握了初步的解剖学知识，并且已有专职医生和护士。医生备受社会尊重，诗中把医生说成是比其他任何人都有价值的人。

古希腊神话传说中的太阳神阿波罗一家和医药有不解之缘。阿波罗的儿子阿斯克勒庇俄斯是希腊最受崇敬的医神，希腊许多地方都有他的神庙和神像，魁伟高大，手执长杖，杖上缠绕一蛇。由蛇和杖组成的徽记成为西方医学的标志流传至今。这一时期的古希腊医学还处于神灵医学阶段，医学知识和神灵崇拜混杂在一起。

2.希波克拉底及其医学

古希腊医师希波克拉底生于医生世家，其医学成就大多被收录于《希波克拉底文集》，其医学思想为后世西方医学的发展奠定了重要基础，所以，欧洲中世纪以来将他尊为西方医学的鼻祖和医学之父，是西方医学的奠基人。

希波克拉底认为，身体和环境的相互作用就是生命过程，有机体若与外界环境相适应就是正常生理；在病理学上，根据古希腊哲学的水、火、土、风四元素学说提出了血液、黏液、黄胆、黑胆四体液学说，认为机体的健康取决于四体液的配合是否平衡；强调疾病发展有其自然过程，机体本身也有一种自然治愈力。

3.古罗马医学

古罗马帝国的兴盛，使古罗马医学吸收融合了不同民族的医学尤其是古希腊医学的成果，在许多方面有了长足发展，成为西方古代医学的重要组成部分。

古罗马医师和哲学家盖伦是继希波克拉底之后最有影响的医家，对医学最重要的贡献是解剖学。通过解剖猿猴、猪等动物，证明胃壁、肠壁、子宫壁等不是均匀同质的，而是分为几层；肌肉内有结缔组织、纤维和神经纤维分支；将人体骨骼分为长骨和扁骨，将骶骨以上的 24 块椎骨分为颈、胸、腰 3 段。盖伦还是实验生理学的奠基人，设计了一些有意义的实验，如通过结扎动物动脉两端后切开中间的动脉，证明动脉含血；通过结扎输尿管后膀胱内无尿，证明尿液由肾脏形成；通过切断不同部位的脊神经，首次证明脊髓的节段性功能。

当然，盖伦的解剖和生理学记述也有许多错误，认为垂体是个过滤器，脑通过垂体把脑中秽物通过筛骨输送到咽部而排出。将古希腊哲学家柏拉图的三种灵气误作其生理学思想基础，提出了血液运动的"潮汐说"，认为动静脉不互相沟通，血液在这两种脉管内像潮水一样做前后进退运动。这些错误，由于得到宗教的支持，以至于流传了一千多年而得不到纠正，对后世医学造成了长期的负面影响。

（二）中世纪西方医学

中世纪（5~15 世纪）的欧洲，在宗教势力统治下，希波克拉底和盖伦的著作被奉为绝对权威，医学研究的唯一目的就是解释和验证希波克拉底和盖伦的理论。因此，中世纪西方医学除在医学教育、隔离检疫等方面小有成就外，基本上处于停滞状态。

1.建立医学院校

11~12 世纪初，有些学校开始脱离寺院的控制，逐步摆脱宗教的束缚。意大利南部萨勒诺医学院是当时著名的医学院校，开设多门课程，其中解剖学是主要课程，但主要是解剖猪。学习内容主要是盖伦的理论，比较注重临床实践教学，培养了一大批名医，其中最著名的有康斯坦丁，他晚年将全部精力用于将拉丁文翻译成阿拉伯文的医学著作，为文艺复兴时期欧洲医学的兴起奠定了基础。

2.流行病学成就

1347~1348 年，黑死病（鼠疫）大流行波及欧洲、亚洲、非洲，4200 多万人死亡。疫病大流行既暴露了当时医学的落后，也促进了医学家对瘟疫的防治研究，他们建立卫生法规，兴办医院和隔离场所。1374 年疫病再次流行时，意大利威尼斯加强了检疫，有效控制了疫病流行。后来，亚得里亚海东岸的拉古萨共和国首先颁布了对海员的管理制度，凡可疑的船只和旅客，必须在指定地点停留 30 天才可入境，后来隔离时间延长为 40 天，称为"四旬斋"，这是当今通用的"海港检疫"一词的由来。

（三）文艺复兴后的西方医学

15 世纪后半叶的文艺复兴运动（16~17 世纪）为西方人类历史带来了一个伟大的变革时期。古希腊哲学家亚里士多德的科学著作、阿拉伯数字、阿拉伯医学、中国的火药、指南针和造纸术等相继输入西欧，不仅创造了资产阶级的古典文学和艺术，也孕育了近代自然科学，推动医学由经验医学转变为实验医学。

1.人体解剖学的发展

文艺复兴时期，科学文化的显著特征之一就是注重对人体的描述与研究。比利时解剖学家维萨里是最有代表性的近代人体解剖学的奠基者，他改革过去的解剖学教学形式，解剖课自己主刀，边讲课边解剖。1543 年，出版了第一部完整的人体解剖学教科书《人体的构造》，标志着实验医学的开始。该书冲破了神学观念，纠正了盖伦的许多错误，奠定了近代人体解剖学的基础。

2.生理学的确立

1543 年，西班牙医学家和神学家塞尔维特在《基督教的复兴》中叙述了肺循环；1594年，英国医学家法布里修斯发现静脉中有瓣膜。1628 年，英国医学家哈维发表《心血运动论》，标志着血液循环理论建立，对动物心脏的结构和功能、血液的运动和分布进行了更加深入研究。在波兰天文学家哥白尼的行星绕日循环运动理论的启发下，哈维打破盖伦传统观念的束缚，提出了以心脏为中心，血液通过动脉和静脉循环运动的理论。限于当时的技术条件，他用放大镜未能观察到毛细血管的存在，但已对此进行了预言，即沟通动、静脉血流的是一个"血管交织网"。直到哈维去世 4 年后，意大利解剖学家马尔比基利用荷兰生物学家列文虎克制造的显微镜，观察到动物组织中丰富的毛细血管，证实了这一假说。

（四）现代西方医学

18 世纪以来，显微镜的发明和应用，打开了微观医学的大门，意大利病理学家莫尔加尼病理解剖学的建立，改变了西方医学对疾病的认识，开始了以寻找病灶为目的的历史。

19 世纪自然科学的三大发现以及数学、物理、化学、生物科学的发展，推动了实验医学的进一步发展。随着科学技术的进步，逐步建立和形成了以人体解剖学、组织学与胚胎学、人体生理学、生物化学、细胞生物学、免疫学、微生物学、寄生虫学、病理学、病理生理学、医学遗传学、药理学等为主的基础医学学科体系，标志着现代医学的形成，并有力推动了临床医学和预防医学的发展，使西方医学成为当今世界的主流医学。

19 世纪中叶，细胞学说的建立对促进基础医学的发展意义重大。从形态学的意义讲，它使许多旧领域的研究达到了新的水平——细胞水平，并分化出一些新的学科，如细胞生物学、细胞生理学、细胞病理学、病原微生物学等。这些学科的形成是现代医学的第一个里程碑。1953 年，美国生物学家沃森和英国物理学家克里克提出了脱氧核糖核酸双螺旋结构模型，标志着分子生物学的形成。以分子生物学为主要依托，生物技术的产生和发展使医学深入到了分子水平。

20 世纪初，以物理学为开端的第三次技术革命，在技术上以电子计算机和原子能学的研究与应用为标志。医学科学在这场革命的带动下，从基础理论到临床实践都出现了新的变化。主要表现在医学观念的变化，医学模式的转变，医学各学科的分化与综合以及由此带来的整体网络化趋势，医学研究的方式、方法的改进，医学科学的社会化趋势等。

六、中医学的产生与发展

中国是医药文化发祥最早的国家之一，中医学历经数千年，至今仍保持着与西方医学不同的理论体系和独特的诊疗方法。

（一）中医学理论体系的建立

1.理论体系的形成

中医学在经历了漫长的原始医学阶段之后，至战国时期理论体系已基本建立，经秦汉时代得到进一步完善。战国以前，社会的急剧变革促进了生产力水平的提高和科学技术的发展，天文、历算、冶炼、酿造、农学等多有创新。在思想方面，出现了"诸子峰起，百家争鸣"的局面，形成了道、儒、墨、法、兵、阴阳等不同学派。这一时期，医药学知识的积累也相当丰富，对人体生理、解剖、疾病及症状的描述比较直观具体，植物、矿物、动物及酒等广泛作为药用，针灸、推拿、导引、外治等方法已用于临床。古代医学家在积极探讨人体自身奥秘及人与自然关系的同时，力图将医学经验上升为理论。在医学实践与解剖学成就的基础上，以中国古代哲学的阴阳、精气学说为说理方法，创立了藏象、经络、气血、六淫、七情等学说，阐明人体的生理和病理，指导疾病的诊断和治疗。经过医学家的努力，丰富的医药知识积累与中国古代哲学理论相结合，最终建立了以整体观念为指导，以精气、阴阳、五行学说为哲学基础，以脏腑、经络及精、气、血、津液为生理病理基础，以辨证论治为诊疗特点的独特的医学理论体系。

2.理论体系形成的标志

战国至秦汉时期，《黄帝内经》《黄帝八十一难经》《伤寒杂病论》《神农本草经》等传统医学四大经典著作的问世，标志着中医学理论体系的形成，构筑起中医学的理论框架，并卓有成效地运用于临床实践，形成了中医学理、法、方、药一贯的、独特的理论体系。

《黄帝内经》（简称《内经》）包括《素问》和《灵枢》两部分，共18卷，162篇，为医家、医学理论家联合创作，一般认为成书于春秋战国时期。主张不治已病，而治未病，主张养生、摄生、益寿、延年。对先秦至汉代医学经验加以总结，系统地将古代哲学思想（如精气、阴阳、五行等学说）与当时的医药学知识相结合，构建了以藏象经络为核心、人与自然相统一的中医学理论体系框架，初步形成了藏象、经络、病因、病机、诊断、辨证、治则、针灸、养生等中医学理论体系，奠定了中医学的发展基础。是中医学承前启后、继往开来的重要标志，迄今仍有效地指导着中医药学的理论发展和临床实践。

战国时期医学家扁鹊所著《黄帝八十一难经》（简称《难经》），完善和补充了《内经》的理论体系，内容简明，辨析精微，以问答形式阐述了人体生理、病理、诊断、病证、治疗等理论，尤其在脉学、命门及三焦理论、针灸治疗等方面，对《内经》有所发展。该书与《内经》同为后世指导临床实践的重要理论著作。

东汉医学家张仲景所著《伤寒杂病论》，创立了辨证论治的理论体系，分为《伤寒论》和《金匮要略》两部分，前者以六经辨治伤寒，后者以脏腑论治杂病。主要贡献在于使中医学基础理论与临床实践紧密结合起来，为中医临床医学的发展奠定了基础。

《神农本草经》（简称《本草经》或《本经》）是秦汉时期众多医学家总结、收集、整理当时药物学经验成果的专著，是对中国中草药的第一次系统总结。是我国现存最早的药物学专著，载药365种，根据功用及毒性大小分为上、中、下三品。不仅记载了每种药物的性能、主治，更重要的是提出了"四气五味"和"七情和合"等药性理论，将中医的治疗理论通过中药与临床实践进一步结合起来，为临床组方提供了重要的理论依据，被誉为中药学经典著作。

（二）中医学理论体系的发展

1.魏晋隋唐时期

魏晋医学家王叔和所著《脉经》是我国现存第一部脉学专著，西晋医学家皇甫谧所著《针灸甲乙经》是我国现存最早的针灸学专著，对后世脉学及针灸学的发展有重要作用，为中医学发展奠定了基础。

隋代医学家巢元方，于 610 年奉诏主持编撰《诸病源候论》五十卷、分 67 门、1739 论，是中国第一部专论疾病病因和证候的医籍，对病源证候进行了全面探索。唐代医药学家孙思邈认为，人命至重，有贵千金，一方济之，德逾于此。故其两部著作《千金要方》和《千金翼方》均冠以"千金"二字。唐代医学家王焘学术精湛，无个人偏见，博采众家之长，所著《外台秘要》引用以前的医家医籍达 60 余部，可谓"上自神农，下及唐世，无不采摭"。此外，唐朝颁布的《新修本草》，卷帙浩大、内容丰富，医事制度、医学教育、临床各种分工设置及其发展日趋完善，形成了中医学发展的第二个高峰。

2.宋金元时期

北宋仁宗天圣元年（1023 年），医学家和针灸学家王惟一奉诏编修针灸书，总结历代针灸学家的经验，于 1026 年编成《铜人腧穴针灸图经》，简称《铜人经》或《铜人》三卷。于 1029 年设计并主持铸造针灸铜人两具，铜人的躯体、脏腑可合可分，体表刻有针灸穴位名。《铜人》中详述手足三阴三阳经脉和督、任二脉的循行路线和腧穴，并参考名家学说予以订正，绘制经脉腧穴图。还对《灵枢·经脉》原文做了注释。原刊本及石刻碑早失，现存系经明代重刊的三卷本和经金代大定 26 年（1186 年）改编的五卷本。后者曾补录了一篇"针灸避忌太一之图"，并改名《新刊补注铜人腧穴针灸图经》。现存明刻本、清刻本，1949 年后有影印本。

金元时期是北方少数民族与汉文化大融合的时期。金代医学家刘完素在研究《内经》病机学说和运气学说的基础上，提出百病多因于"火"的理论，治疗多用寒凉的药物，后世称之为"主火派"或"寒凉派"。金代医学家张从正认为，人之病多因邪气侵犯人体所致，故治疗当以祛邪为要，临床治病以汗、吐、下三法攻邪为主，后人称其为"攻邪派"。金代医学家李东垣强调脾胃之气对发病的决定性作用，善用温补脾胃之法疗疾，后人称其为"补土派"。元代医学家朱丹溪认为，相火妄动，煎灼真阴为致病之根由，治疗上倡导滋阴降火，后人称其为"滋阴派"。上述四位医家被习称"金元四大家"。

3.明清时期

明代医学家吴有性创立"戾气学说"，对温病病因提出了创见性观点，著有《瘟疫论》。

明代医药学家李时珍所著《本草纲目》及《普济方》等大型方书，标志着中医在本草学、方剂学方面取得了新的成就。此外，以薛己、张介宾等为代表的温补学派的形成，为中医藏象理论增添了新的内容，尤其是命门学说的产生，在中医学理论、临床各科以及养生防病等方面，至今仍有重要指导意义。

清代前中期，温病学派的学术思想经过长期孕育形成了独具特色的体系，以温病四大家学术思想为代表。自叶桂著《温热论》创温病病机学说和卫气营血辨证论治思想后，薛雪深入论述了湿热病的病因、病机、病证、治法，弥补了叶氏学说的不足，所著《湿热病篇》成传世之作。吴塘创三焦分治辨证纲领，从深度和广度上进一步发展了叶氏学说，所著《温病病篇》《黄帝内经》《伤寒论》《神农本草经》并列为中医必读的"四大经典"。王士雄集前贤温病学说之大成，对暑、湿、火三气辨证尤有阐发，著有《王孟英医案》，把传染病、流行病的理论从认识到治疗推向了一个新的阶段。

清代中医学发展的另一个特点是医学知识进一步普及，各科医著层出不穷，医学普及读物遍及城乡。清代医学家王清任躬身于人体解剖，于1830年编著《医林改错》，改正了古医籍中在人体解剖方面的某些错误，并发展了瘀血理论，创立了活血化瘀诸方，对中医气血理论的发展做出了一定的贡献。1844年，清代世医陈定泰在其《医谈传真》中，第一次在中医著作里系统引用西医解剖图16幅，并加以认真研究并与中医脏腑进行对比，对中医脏腑学说和经络学说提出了异议，堪称为近代中西贯通医家第一人。

清代晚期，除出现了中西贯通学派外，在其他方面没有明显进步。到中华民国时期，中医学遭遇了被禁止的厄运，近代医学家余云岫从日本留学回国后，企图否定中医。1917年，在所著的《灵素商兑》讲："中医无明确之实验，无巩固之证据……不问真相是非合不合也。"甚至把中医的一切临床效果归纳为"幸中偶合"。直到中华人民共和国成立后，中医学才以新的姿态屹立于世界医学之林。

七、中西医结合医学的产生与发展

明末清初以来，西方医学逐步成熟并全面东渐，从医学理论、医疗技术以及医疗建制等方面，在中国生根、开花、繁衍，形成了中、西两种医学在中国并存的局面，并由此形成了中、西医两种学术的碰撞与交流、争鸣与交融。

第二节 结合医学

每门科学都有自己的基本概念，并由一系列概念构成相对独立的知识体系。每门科学都是运用概念或形成概念，作为科学研究和认识成果的概括和总结。学习、运用或研究一门科学，必须理解、明确其基本概念。随着学科建设的发展，国务院学位委员会把中西医结合设置为一级学科（《高等学校和科研机构授予博士和硕士学位的学科、专业目录》），把中西医结合医学设置为二级学科（国家标准《学科分类与代码》），引起学术界对中西医结合、中西医结合医学等概念的定义问题愈加关注。

一、概念

（一）概念的定义

概念是反映思维对象（客观事物）本质属性或特有属性的思维形式。只有认识了事物的本质或特有属性，才能形成相应的概念。所以，概念是思维对象（客观事物）本质或特有属性的反映，既是科学思维和认识的总结，又是思维的基本单位。例如，中医学有阴阳、脏腑、藏象、经络、气血、正气、邪气和辨证论治等概念。西医学（现代医学）有病毒、细菌、细胞、组织、器官、系统等概念；中西医结合医学有病证结合、层次辨证、病证同治、证因同治、动静结合、筋骨并重和菌毒并治等概念。分别构成相对独立的知识体系，并反映着中医学、西医学和中西医结合医学不同的思维方式及科学研究的认识成果。

（二）明确概念

逻辑学的第一步就是要明确概念。按形式逻辑要求，所谓明确概念，就是要明确概念的内涵和外延。内涵是概念所反映的客观事物（思维对象）的本质，即通常所说的概念的含义；外延是概念所反映的具体事物，即通常所说的概念的适用范围。一个概念，只有明确了其内涵和外延，即明确了概念所反映的事物的本质是什么，概念反映的具体事物是哪些或其适用范围有多大，才算概念明确。

（三）明确概念的逻辑学方法

逻辑学是运用定义、划分、限制和概括等方法使概念明确。

1.定义

其定义是明确概念内涵的逻辑方法。

2.划分

其划分是通过把概念所反映的具体事物逐一列出，或以客观事物的某一性质为划分根据，把所反映的事物分成若干类来明确概念外延的逻辑方法。

3.限制

其限制是通过增加概念的内涵以缩小概念的外延来明确概念的逻辑方法。它是由外延较大的概念（逻辑学称属概念）推演到外延较小的概念（种概念）的方法，如传统医药，增加中国这一内涵，就推演到中国传统医药这一概念。前者外延较大，包括世界各国各民族传统医药，后者则仅指中国各民族传统医药。概念的限制是使人们的认识更加具体化。

4.概括

其概括是通过减少概念的内涵以扩大概念的外延来明确概念的逻辑方法。它是由外延较小的种概念推演到外延较大的属概念的方法。如前例中国传统医药，减少中国这一内涵，推演到传统医药这一概念，其外延就扩大了。在由特殊到一般，掌握事物的共同本质和规律时，常用概括的方法。

二、结合医学的概念

我国率先开展中西医结合研究取得了显著成果，对全国及全世界产生了广泛深远的思想影响。在国内，示范性地引导出其他民族医药（如藏医药、蒙医药、维医药、傣医药、壮医药、朝鲜族医药、彝医药等）与现代医药相结合的临床应用研究，并出现了藏西医结合、蒙西医结合、维西医结合、傣西医结合医学等研究趋势，结合医学即成为对我国各民族医学与现代医学相结合创造新医学的现阶段的统称。

国际上，日本的汉方医药与现代医药相结合被称为东方医学、第三医学或结合医学等；印度的印度医与现代医学相结合被称为印度结合医学；韩国、美国、加拿大、澳大利亚、意大利、法国、德国、英国等，也相继把各自的传统医学与现代医学结合起来加以研究和应用，被称为综合医学或结合医学。

各国、各民族对传统医学与现代医学结合起来创造的新医学，虽然称谓不同，但其实质内容相同，可统称为结合医学。

三、结合医学的定义

结合医学是指把世界各国、各民族的传统医学与现代医学综合统一起来而创造的一种新医学。狭义的结合医学是单指某一个国家或民族的传统医学与现代医学结合起来的新医学的简称，如中西医结合医学可简称结合医学；藏西医结合医学可简称结合医学；日本的汉方医学与现代医学结合而成的新医学，也可简称结合医学。广义的结合医学包括世界各国、各民族的结合医学。

因此，结合医学是综合运用传统医学与现代医学理论、知识和方法，以及在其综合运用中创造的新理论、新方法，研究人体结构与功能、系统与环境（自然与社会）关系等，探索并解决人类生命、健康和疾病防治问题的一门科学。

四、结合医学的范畴

各国、各民族把传统医学与现代医学结合起来防治疾病，保护和增进人类健康，均属于结合医学的范畴。因此，结合医学概念更具有实用性、兼容性和扩延性。另外，任何一门科学，都是人类知识的长期积累和发展。我国中西医结合医学学科确立不久，结合医学研究在世界上还刚刚兴起，前者属于初创阶段，后者尚属于萌芽状态，要实现把全世界传统医学与现代医学融合为一体的新医药学，需要长期的科学研究和知识积累。因此，结合医学与中西医结合医学，都是通向未来新医学的过渡性概念。

第三节　中西医结合医学

科学是无国界的，概念是无民族性的。科学的特点是具有人类共享性，不受时空限制的传播性及没有排他性的开放性，这也是科学的普遍性特点。进入 21 世纪，信息交流渠道进一步畅通，科学技术的交流日益频繁，东西方医学的结合将更加广泛深入。

一、中西医结合的概念

1956 年，中华人民共和国主席毛泽东提出"把中医中药的知识和西医西药的知识结合起来，创造中国统一的新医学、新药学"。之后，我国医学界逐步出现了中西医结合这一概念。

1958 年 6 月 24 日，时任卫生部副部长徐运北在天津召开的家庭病床经验交流现场会议上，提出了中西医结合这一名词。

1958 年 9 月 25 日，《中央卫生部党组关于西医学习中医离职班情况、成绩和经验给中央的报告》中"使大家明确认识……为中西医学结合创造出我国社会主义的民族的新医学的重大意义……"，提出了中西医学结合的概念。

1959 年 1 月 25 日，《人民日报》社论——认真贯彻党的中医政策提出，把已经证明有效的中医治疗办法和中西医结合的治疗办法加以认真地普及。从此，中西医结合这一概念得到中国医学界的普遍认同和应用。

二、中西医结合的内涵

既然中西医结合概念源于毛泽东"把中医中药的知识和西医西药的知识结合起来，创造中国统一的新医学、新药学"的讲话，中西医结合的原意，也就是它的含义或内涵。

（一）中西医药知识的结合

中西医药学知识是人类在研究生命活动及其规律和防治疾病、促进人类健康的实践中所获得的认识和经验的总和。因此，中西医药知识的结合是指两种医药学的认识和经验，包括理论、方法等知识的综合统一和融会贯通，不能仅仅理解为经验层次或常识层次的中药加西药。

（二）中西医药知识结合发展的规律

因为中西医药知识表述的不是既定的、直观的和外在的经验事实，而是既源于经验又超越经验的。因此，中西医药知识的结合是创造新医药学的前提；创造新医药学是中西医药知识结合的目的和发展的必然结果。只要通过科学研究，逐步把中西医药知识综合统一、融会贯通，必然会产生新医药学知识。所以，中西医药知识的结合与创造新医药学紧密联系，构成了一个辩证统一和辩证发展的完整命题，也就是中西医结合的全部内涵，反映了中西医结合的本质属性。

（三）把握科学技术发展规律

人类不仅是知识的发明者，更重要的是知识的综合和应用者，并在综合应用已知的知识中创造新知识。日本科学界有句名言："综合就是创造。"把中西医药知识结合起来，创造新医药学，就是在综合已知的中西医药知识中，创造新的医药知识。这不仅符合现代科学技术的综合化、融合化发展趋势和规律，而且体现了思维与存在的统一观。

三、中西医结合的外延

概念的外延是指具有概念所反映的本质属性的对象，即概念的适用范围或概念所反映的具体事物。中西医结合这一概念不仅内涵明确，而且能外延化，明确地反映具有中西医结合本质属性或特征的具体事物，有明确的适用范围。

（一）中西医结合学科

中西医结合学科是经过半个多世纪的研究，逐步形成且不断发展的，属于同一学科门类的中西医药学互相交叉、渗透和综合而形成的交叉学科或综合学科。中西医结合学科形成的标志性要素有以下几个方面。

1.人才培养基地。迄今为止，我国绝大多数中医药大学和高等医学院校都建立了中西医结合学院或中西医结合系（专业），编写出版了中西医结合医学专业教材，形成了培养中西医结合人才的保障体系。

2.临床实践基地。从 1982 年始，各级政府相继批准创办了中西医结合医院等，或在综合医院创办了中西医结合科等医疗机构，并正式列入国务院批准的《医疗机构管理条例》，成为法定的一种医疗机构类型。

3.科研基地。目前，全国各省、市、自治区及高等医学院校，绝大多数均成立了中西医结合研究院（所、中心或室）等研究机构。中国中医研究院于 2005 年正式更名为中国中医科学院，是我国中医学领域最高层次的研究机构。

4.学术团体。1981 年，经卫生部和中国科协批准、民政部依法注册，中国中西医结合学会为一级学会，并下设若干专业委员会。各省、市、自治区也相继依法注册成立了中西医结合学会和有关专业委员会，形成了一支中西医结合科技队伍。

5.学术期刊。1981 年创办《中国中西医结合杂志》之后，陆续创办了《中西医结合学报》《中国中西医结合外科杂志》《中国中西医结合急救杂志》等 20 种学术期刊。1995 年创办《Chinese Journal of Inte grative Medicine》，2010 年被列为美国《科学引文索引（扩展库）》（SCI-E）来源期刊，人大促进了中医西医结合国际学术交流。

6.学术专著。20 世纪 50 年代以来，已陆续出版《中国中西医结合学科史》《中西医结合医学》《实用中西医结合内科学》《实用中西医结合外科学《实用中西医结合妇产科学》《实用中西医结合儿科学》等百余种专著。

7.执业医师。人事部、卫生部、国家中医药管理局制定的有关执业医师、执业助理医师考试制度及技术职务考试制度等，均设置了中西医结合系列。中西医结合医疗人员与中医和西医人员，在医疗工作和职称晋升方面享有同等的义务和权利。

8.学术带头人。中国中西医结合学会及其学科专业委员会，各省、自治区、直辖市地方学会，均有各学科的学术带头人。中西医结合专家陈可冀、沈自尹、韩济生和陈凯先当选为中国科学院院士，吴咸中、李连达、石学敏和张伯礼等当选为中国工程院院士。

（二）中西医结合医学

1.中西医结合医学的定义

根据我国中西医结合医学研究状况，以及构成一门学科概念的三要素——科学理论、研究方法和研究对象或研究任务，中西医结合医学可定义为综合运用中西医药学理论与方法，以及在中西医药学互相交叉和综合运用中产生的新理论和新方法，研究人体结构与功能、系统与环境（自然与社会）关系等，探索并解决人类健康、疾病和生命问题的科学。

2.中西医结合医学的分支

中西医结合医学分为中西医结合预防医学、中西医结合基础医学、中西医结合临床医学、中西医结合康复医学、中西医结合护理学等。根据研究内容不同，可进一步划分为更细的分支学科，如中西医结合临床医学可分为中西医结合内科学、中西医结合外科学、中西医结合妇产科学、中西医结合儿科学、中西医结合急诊医学、中西医结合眼科学、中西医结合耳鼻咽喉科学、中西医结合皮肤性病学、中西医结合精神病学等。中西医结合内科学又划分出中西医结合心血管病学、中西医结合消化病学、中西医结合神经病学等。这些均是中西医结合外延化的概念。

3.中西医结合医学的性质

中西医结合医学既是综合和统一中西医药学知识、创造新医药学在现阶段的一种客观存在，并不断创新发展的一种医学形态或知识体系，又是中西医药学知识相互渗透、交融、综合而形成的具有创新性的综合体，还是处于综合运用中西医药学理论和方法，以及通过科学研究创造的中西医结合理论和方法，防治疾病，促进人类健康的一门新兴医学。

（三）其他

中西医结合方针、中西医结合事业、中西医结合人才、中西医结合机构（包括医疗、教育、科研、学术、管理等）、中西医结合方法（包括诊断、治疗、科研、教学等）、中西医结合医学理论、中西医结合医学模式等，均系中西医结合外延化的概念。

四、中西医结合的定义

逻辑学定义是揭示概念内涵的逻辑方法，但是，对中西医结合进行科学定义，不仅要认识和把握其反映的对象的本质属性，而且要掌握普通逻辑定义的方法。

（一）定义原则

1.逻辑学定义

按照定义是揭示概念内涵的逻辑方法，中西医结合的定义应是把中医药知识和西医药知识结合起来，创造中国统一的新医学、新药学。

2.语词定义

说明或规定语词的意义、用法的定义。即对已有确定含义的语词做出说明或解释；对新语词规定确定的意义，或对旧语词规定新含义。

3.定义组成

被定义项，需要用定义明确的概念；定义项，用来揭示或表述被定义概念内涵的概念；定义联项，联结被定义项和定义项的概念，常用是、即等表述。

4.逻辑规则

防止出现定义过宽（定义项外延大于被定义项）或定义过窄（定义项外延小于被定义项）、同语反复（定义项概念直接包含了被定义项概念）及循环定义（定义项概念间接包含被定义项概念）等逻辑错误。

所以，中西医结合的科学定义不能望文生义，不但要具有较丰富的实践经验及专业知识，对中西医结合反映的具体事物有所了解，而且要有一定的逻辑学知识，否则，就不能正确揭示其反映对象的本质属性。

（二）中西医结合的定义

实践证明，通过中西医结合研究，不仅可以产生医学新概念、新理论、新方法，而且在我国已产生了中西医结合医学、中西医结合药理学等新学科，标志着已形成了综合统一的中西医药学知识在现阶段有明确内容和相对独立的中西医结合知识体系。

任何一个概念，没有定义，就没有客观性，从而也无法进行客观地讨论。给中西医结合下定义的目的，一是为了明确概念，二是为了供人讨论。只有通过讨论才能有助于对中西医结合的认识，并使其定义更准确、恰当。况且，概念的定义并非一成不变，是随着客观事物的不断变化及人们对客观事物认识的不断深化而不断演变更新的。但是，概念的内涵、外延和定义在一定历史时期或一定条件下又是相对确定的。

五、中西医结合的层次概念

认识是人脑对客观世界（事物）的反映；概念是人脑思维的形式，是人在社会实践基础上，对客观世界认识的概括和总结。所以，思维和概念与认识活动密切相关。

人对客观世界的认识，是以一定的认识形式和思维方式（常识的、科学的、哲学的），从不同层次获得认识内容，从而形成不同层次的认识。如运用系统科学方法（系统论）、综合与分析方法、分子生物学方法、理论思维方法等，从不同层次研究人体生命现象的本质，从而形成了中医学的藏象学说，西医学的细胞病理学、分子生物学、人体系统等不同层次的认识和知识。不同认识层次（常识、科学、哲学）形成不同层次的概念，每个层次的相互关联的概念联系于一个概念网络，形成相应层次的概念框架。

（一）常识性质的概念

在常识性质的概念框架中，人们自发地对中西医结合的认识源于经验，依附于经验表象。所以，有人认为中西医结合是用中西医两种方法治病，有人认为中西医结合是中药加西药等。这些认识是对中西医结合的经验性、常识性理解，是片面的、现象的、直观的和对外部联系的非本质性认识，是仅以经验或体验为内容形成的一种观念。从逻辑学角度讲，还混淆了中西医结合与中西医结合治疗方法两个不同的概念。

（二）科学性质的概念

在科学性质的概念框架中，中西医结合就是综合统一中西医药学知识，创造新医药学。这是根据对中西医结合本质的理性认识及对中西医药学内在联系的本质性认识而形成的科学概念及其内涵。

（三）哲学性质的概念

在哲学性质的概念框架中，中西医结合是指中西医药学两种既相互区别又相互联系、结构类似的知识系统的辨证统一，反映的是在哲学层次对中西医结合思想的客观性和普遍必然性的理性认识。

中西医结合一词，在不同层次的概念框架中具有不同的性质和指向。常识的、科学的、哲学的三个不同层次的中西医结合概念，决定于人们对中西医结合不同层次的理解和认识。中西医结合研究层次（如经验层次、科学层次），决定着对中西医结合的认识层次，认识层次决定着对中西医结合概念的理解和认识。在科学实践中，不能误以常识层次的中西医结合为科学层次或哲学层次的中西医结合概念。

第二章 呼吸系统疾病的中西医结合治疗

第一节 肺脓肿

一、概述

肺脓肿是由多种病因所引起的肺化脓性感染，伴有肺组织炎性坏死、脓腔形成。临床表现为高热、咳嗽和咳大量脓臭痰。其致病菌多为金黄色葡萄球菌、化脓性链球菌、革兰阴性杆菌和厌氧菌等。因感染途径不同，可分为吸入型、血源性和继发性三种。病程在 3 个月以内者为急性肺脓肿；若病情未能控制，病程迁延至 3 个月以上者则为慢性肺脓肿。

本病多发生于青壮年，男多于女。临床主要表现为高热、咳嗽、胸痛及咯大量脓臭痰。根据其证候特征，系属于中医"肺痈"范畴。

二、病因病理

外邪犯肺是肺脓肿形成的主要原因；而正气虚弱，或痰热素盛、嗜酒不节、恣食辛热厚味等，致使湿热内蕴，则是易使机体感邪发病的内在因素。

由于风热之邪袭肺，或风寒郁而化热，蕴结于肺，肺受邪热熏灼，清肃失司，气机壅滞，阻滞肺络，致使热结血瘀不化而成痈；继而热毒亢盛，血败肉腐而成脓；脓溃之后，则咳吐大量脓臭痰。若热毒之邪逐渐消退，则病情渐趋改善而愈；但若误治或治疗措施不力，迁延日久，热毒留恋不去，则必伤及气阴，形成正虚邪实的病理状态。

三、诊断

（一）临床表现

1.病史 往往有肺部感染或异物吸入病史。

2.症状

常骤起畏寒、发热等急性感染症状。初多干咳或有少量黏液痰，约 1 周后出现大量脓性痰，留置后可分为三层，下层为脓块，中层为黏液，上层为泡沫，多有腥臭味；炎症累及壁层胸膜可引起胸痛，且与呼吸有关。病变范围大时可出现气促。有时还可见有不同程度的咯血。

3.体征

肺部体征与肺脓肿的大小和部位有关。初起时肺部可无阳性体征，或患侧可闻及湿啰音；病变继续发展，可出现肺实变体征，可闻及支气管呼吸音；肺脓腔增大时，可出现空瓮音；病变累及胸膜可闻及胸膜摩擦音或呈现胸腔积液体征。血源性肺脓肿大多无阳性体征。慢性肺脓肿常有杵状指（趾）。

（二）实验室检查

急性肺脓肿血检白细胞总数达（20~30）×10⁹/L，中性粒细胞百分率在 90%以上，核明显左移，常有中毒颗粒。慢性患者的血检白细胞可稍升高或正常，红细胞和血红蛋白减少。血源性肺脓肿时，血培养可检出致病菌。

（三）特殊检查

1.X 线检查

早期多呈大片浓密模糊浸润阴影，边缘不清，或为团片状浓密阴影，分布在一个或数个肺段。当肺组织坏死、肺脓肿形成后，脓液经支气管排出后，则脓腔病灶内可出现空洞及液平，脓腔内壁光整或略有不规则。恢复期脓腔逐渐缩小直至消失，最后仅残留纤维条索状阴影。慢性肺脓肿脓腔壁增厚，内壁不规则，有时呈多发性，周围有纤维组织增生及邻近胸膜增厚，肺叶收缩，纵隔可向患侧移位。血源性肺脓肿，病灶分布在一侧或两侧，呈散在局限炎症，或边缘整齐的球形病灶，中央有小脓腔和气液平。炎症吸收后，亦可能有局灶性纤维化或小气囊后遗阴影。肺部 CT 则能更准确定位及区别肺脓肿和有气液平的局限性脓胸，发现体积较小的脓肿和葡萄球菌肺炎引起的肺气囊，并有助于作体位引流和外科手术治疗。

2.细菌学检查

痰涂片革兰染色，痰、胸腔积液和血培养，以及抗菌药物的药敏试验，有助于确定病原体和指导选择抗菌药物。

3.气管镜检查

有助于明确病因和病原学诊断，并可用于治疗。如有气道内异物，可取出异物使气道引流通畅。还可取痰液标本进行需氧和厌氧菌培养。经支气管镜对脓腔进行冲洗、吸引脓液、注入抗菌药物等，可以提高疗效与缩短病程。

四、鉴别诊断

（一）细菌性肺炎

早期肺脓肿与细菌性肺炎在症状和 X 线改变上往往相似，有时甚难鉴别。一般而言，细菌性肺炎高热持续时间短，起病后 2~3 天，多数患者咯铁锈色痰，痰量不多，且无臭味，经充分和有效的治疗后体温可于 5~7 天内下降，病灶吸收也较迅速。

（二）空洞性肺结核

本病常有肺结核史，全身中毒症状不如肺脓肿严重，痰量也不如肺脓肿多，一般无臭味，且不分层。X 线显示空洞周围炎症反应不明显，常有新旧病灶并存，同侧或对侧可有播散性病灶，痰检查可找到结核菌，抗结核药物治疗有效。

（三）支气管肺癌

本病多见于 40 岁以上，可出现刺激性咳嗽及痰血、多无高热，痰量较少，无臭味，病情经过缓慢。X 线表现为空洞周围极少炎症，可呈分叶状，有细毛刺，洞壁厚薄不均，凹凸不平，少见液平，肺门淋巴结可肿大；血检白细胞总数正常，痰中可找到癌细胞。

五、并发症

本病的并发症有支气管扩张、支气管胸膜瘘、脓气胸、大咯血及脑脓肿等。

六、中医诊治枢要

肺脓肿系邪热郁肺，肺气壅滞，痰热瘀阻所致。初期为表邪不解，热毒渐盛，治疗宜在辛凉解表的基础上，酌情配合清热解毒类药以期截断邪热传里。若热毒炽盛，痰瘀互结不化，酿成脓肿，甚而脓肿溃破，咳吐大量脓臭痰时，则须采用苦寒清解之品，佐以化痰祛瘀利络，以直折壅结肺经热瘀之邪；如肺移热于大肠，出现腑气不通，大便秘结，但正气未虚者，可予通腑泄热治之。至于肺脓肿后期或转变为慢性者，往往存在正气虚弱而余热未清的病理状况，此时应注意扶正，宜益气养阴以复其元，清热化痰以清余邪，切不可纯用补剂，以免助邪资寇，使之死灰复燃。

七、辨证施治

（一）邪热郁肺

主症：畏寒发热，咳嗽胸痛，咳而痛甚，咳痰黏稠，由少渐多，呼吸不利，口鼻干燥。舌苔薄黄，脉浮滑而数。

治法：疏风散热，清肺化痰。

处方：银翘散加减。银花 30 g，连翘 30 g，淡豆豉 9 g，薄荷 6 g（后下），甘草 6 g，桔梗 12 g，牛蒡子 9 g，芦根 30 g，荆芥穗 6 g，竹叶 9 g，败酱草 30 g，鱼腥草 30 g，黄芩 12 g。

阐述：肺脓肿病初多表现为表热实证，与上呼吸道感染以及肺炎早期的症状颇相类似，往往甚难鉴别。在临床上，此时采用银翘散或桑菊饮以清热散邪至为合拍。但要注意，本病乃属大热大毒之证，不能按一般常法治疗。因此，在应用银翘散时，宜适当加入败酱草、鱼腥草、黄芩等清热解毒药物以增强消炎防痈的作用。邪热亢盛，极易伤阴耗液，方中芦根具有清热生津之功，用量宜重，以新鲜多汁者为佳，干者则少效；淡竹叶能清心除烦，也属必不可少之品。此外，如咳嗽较剧者，可加桑白皮、杏仁、枇杷叶、浙贝；胸痛明显者酌加广郁金、瓜蒌皮、丝瓜络；食欲较差者，加鸡内金、谷麦芽、神曲等以醒脾开胃。

根据学者的经验，若痰量由少而转多，发热持续不退者，有形成脓肿之可能，应重用鱼腥草，以鲜者为佳，剂量可加至 45~60 g；也可酌加丹皮、红藤，此乃治疗肠痈之要药，移用于治疗肺脓肿，颇有异曲同工之妙。

（二）热毒血瘀

主症：壮热不退，汗出烦躁，时有寒战，咳嗽气急，咳吐脓痰，气味腥臭，甚则吐大量脓痰如沫粥，或痰血相杂，胸胁作痛，转侧不利，口干舌燥。舌质红绛，舌苔黄腻，脉滑数。

治法：清热解毒，豁痰散结，化瘀排脓。

处方：千金苇茎汤合桔梗汤加减。鲜芦根 30~45 g，冬瓜仁 15~30 g，鱼腥草 30 g，桔梗 15 g，甘草 5 g，生苡仁 30 g，桃仁 10 g，黄芩 15 g，黄连 5 g，银花 30 g，金荞麦 30 g，败酱草 30 g，桑白皮 12 g。

阐述：肺脓肿发展至成脓破溃阶段，其实质乃为邪热鸱张、血败瘀阻所致。因而必须重用清热解毒药物，若热势燎原，病情重笃者，可每日用 2 剂，日服 6 次，待病情基本控制，肺部炎性病变明显消散，空洞内液平消失，才可减轻药量，否则病情易于反复。同时，为促使脓痰能尽快排出，桔梗一药非但必不可少，而且剂量宜大，可用至 15~30 g，即使药后略有恶心等不良反应也无妨。此药开肺排脓化痰之力较强，为历代医家屡用屡验的治疗肺痈要药。但用时要注意的是，对于脓血相兼者，其用量以 9~12 g 为宜；脓少血多者，6 g 已足矣；纯血无脓者则慎用或禁用，以免徒伤血络。此外，对因热结腑实，大便秘结者，可加大黄、枳实以通里泄热；咳剧及胸痛难忍者，酌加杏仁、浙贝、前胡、广郁金、延胡素、川楝子以理气镇痛、化痰止咳；呼吸急促、喘不得卧者则加甜葶苈、红枣以泻肺平喘；高热神昏谵语者，加服安宫牛黄丸以开窍醒神；血量较多时常加三七及白及研末冲服。

值得一提的是，本方中所用的金荞麦一药，即蓼科植物之野荞麦，具有清热解毒、润肺补肾、活血化瘀、软坚散结、健脾止泻、收敛消食、祛风化湿等多种功效。据中国医科院药物研究所等单位的研究结果，认为本品系一种新抗感染药，有抗炎解热、抑制血小板聚集以及增强巨噬细胞的吞噬功能等作用。它虽然不能直接杀菌，但可通过调节机体功能，提高免疫力，降低毛细血管通透性，减少炎性渗出，改善局部血液循环，加速组织再生和修复过程，从而达到良好的治疗效果。南通市中医院以该药制成液体剂型，先后经临床验证达千余例，疗效满意；近年并提取出其有效成分——黄烷醇，制成片剂应用于临床，也同样有效。有学者的实践结果表明，以本药配合败酱草、鱼腥草、黄芩、黄连等药组方，对增强解毒排脓及促进炎性病灶的吸收，比单用金荞麦则更胜一筹。

（三）正虚邪恋

主症：身热渐退，咳嗽减轻，脓痰日少，神疲乏力，声怯气短，自汗盗汗，口渴咽干，胸闷心烦。舌质红，苔薄黄；脉细数无力。

治法：益气养阴，扶正驱邪。

处方：养阴清肺汤合黄芪生脉饮、桔梗杏仁煎加减。黄芪 15~30 g，麦冬 12 g，太子参 15~30 g，大生地 15~30 g，玄参 12 g，甘草 6 g，浙贝 9 g，丹皮 12 g，杏仁 9 g，桔梗 9 g，百合 12 g，银花 30 g，金荞麦 30 g，苡仁 30 g。

阐述：肺脓肿在发展过程中最易耗气伤阴，尤其在大量脓痰排出之后，此时邪势虽衰，但正虚渐明，亟须采用益气养阴之剂，临床常常选用养阴清肺汤合黄芪生脉饮等。以扶其正气，清其余热。用药时宜注意的是，补肺气不可过用甘温，以防助热伤阴；养肺阴则不可过用滋腻，以防碍胃困脾。益气生津选用太子参或绞股蓝为宜，养阴则以玉竹、麦冬、百合、沙参为妥。但须指出，本病不宜补之过早，只有在热退、咳轻，痰少的情况下、且有明显虚象时，方可适当进补。同时，在扶正之时，不可忘却酌用祛邪药物，故方中合用桔梗杏仁煎以及适当选用金荞麦、银花等清热解毒、宣肺化痰、利气止咳之品。只有这样，才能达到既防余热留恋，又可振奋正气的作用。另外，对于病后自汗、盗汗过多者，可加用炒白术、防风、浮小麦、稽豆衣以固表敛汗；如低热不退者，可加青蒿、地骨皮、炙鳖甲、银柴胡等以清虚热；脾虚纳呆、便溏、腹胀者，酌加炒白术、茯苓、扁豆、鸡内金、神曲、谷麦芽等开胃运脾类药，以生金保肺。

八、西医治疗

（一）控制感染

急性肺脓肿大多数为厌氧菌感染，因此，早期的一线治疗首选青霉素 G，一般可用 240 万~1000 万 U/d，对于轻症患者，静脉滴注青霉素，甚至口服青霉素或头孢菌素常可获痊愈。但随着细菌耐药的出现，尤其是产生β-内酰胺酶的革兰阴性厌氧杆菌的增多，青霉素 G 的治疗效果欠佳，甚至治疗失败。而用甲硝唑（0.4 g，每日 3 次口服或静脉滴注）辅以青霉素 G，对严重厌氧菌肺炎是一种有效选择。甲硝唑对所有革兰阴性厌氧菌有很好的抗菌效果，包括脆弱杆菌和一些产β-内酰胺酶的细菌。甲硝唑治疗厌氧性肺脓肿或坏死性肺炎时，则常需与青霉素 G（或红霉素）连用。青霉素 G 对某些厌氧性球菌的抑菌浓度需达 8 μg/mL，故所需治疗量非常大（成人需 1000 万~2000 万 U/d），因此，目前青霉素 G、氨苄西林、阿莫西林不再推荐单独用于中重度厌氧性肺脓肿或坏死性肺炎的治疗。同时即做痰菌培养以及药物敏感试验，然后根据细菌对药物的敏感情况应用相应的抗生素。头孢西丁、羧基青霉素（羧苄西林、替卡西林）和氧哌嗪青霉素对脆弱菌属、一些产β-内酰胺酶的拟杆菌、大多数厌氧菌及肠杆菌科细菌有效。头孢西丁对金黄色葡萄球菌有效，而哌拉西林对铜绿假单胞菌有很好抗菌活性，亚胺培南、美洛培南对所有厌氧菌都有较好抗菌活性，β-内酰胺/β-内酰胺酶抑制剂，如替卡西林/克拉维酸、氨苄西林/舒巴坦对厌氧菌、金黄色葡萄球菌和很多革兰阴性杆菌有效，氯霉素对大多数厌氧菌包括产β-内酰胺酶的厌氧菌有效，新一代喹诺酮类药物对厌氧菌具有较好抗菌活性。治疗疗程基本为 2~4 个月，须待临床症状及 X 线胸片检查炎症病变完全消失后才能停药。

血源性肺脓肿多为葡萄球菌和链球菌感染，可选用耐β-内酰胺酶的青霉素或头孢菌素，如氨苄西林舒巴坦、哌拉西林/舒巴坦、头孢哌酮/舒巴坦钠等。若为耐甲氧西林的葡萄球菌，应选用万古霉素 1~2 g/d 分次静脉滴注，或替考拉宁首日 0.4 g 静脉滴注，以后 0.2 g/d，或利奈唑胺 0.6 g 每 12 小时 1 次静脉滴注或口服。对于肺炎克雷伯杆菌或其他一些兼性或需氧革兰阴性杆菌，氨基糖苷类抗生素治疗效果肯定。因庆大霉素耐药率的升高，目前较推荐使用阿米卡星，半合成青霉素、氨曲南、β-内酰胺/β-内酰胺酶抑制剂亦有较好抗菌疗效。复方磺胺甲唑和新一代喹诺酮对很多非厌氧革兰阴性杆菌有效，常用于联合治疗。在重症患者中，特别是免疫抑制患者，β-内酰胺类抗生素和氨基糖苷类抗生素组合，也是一种不错的选择。亚胺培南、美洛培南基本能覆盖除耐甲氧西林金黄色葡萄球菌以外的大部分细菌，故亦可选择。

（二）痰液引流

1.祛痰剂。化痰片 500 mg，每日 3 次口服；或氨溴索片 30 mg，每日 3 次口服；或吉诺通胶囊 300 mg，每日 3 次餐前口服；必要时应用氨溴索注射液静脉注射。

2.支气管扩张剂。对于痰液较浓稠者，可用雾化吸入生理盐水以湿化气道帮助排痰，也可以采用雾化吸入氨溴索、异丙托溴铵、博利康尼等化痰及支气管舒张剂，以达到抗炎化痰的目的，每日 2~3 次。

3.体位引流。按脓肿在肺内的不同部位以及与此相关的支气管开口的方向，采用相应的体位引流。每日 2~3 次，每次 10~15 分钟。同时，可嘱患者做深呼吸及咳嗽，并帮助拍背，以促使痰液之流出。但对于体质十分虚弱及伴有严重心肺功能不全或大咯血的患者则应慎用。

4.支气管镜。经支气管镜冲洗及吸引也是引流的有效方法。

5.经皮肺穿刺引流。主要适用于肺脓肿药物治疗失败，患者本身条件不能耐受外科手术、肺脓肿直径>4 cm，患者不能咳嗽或咳痰障碍不能充分的自我引流，均质的没有痰气平面的肺脓肿，CT 引导下行经皮肺穿刺引流可增加成功率，减少其不良反应。

（三）其他

1.增强机体抗病能力

加强营养，如果长期咯血，出现严重贫血时可少量间断输注同型红细胞。

2.手术治疗

肺脓肿病程在 3 个月以上，经内科治疗病变无明显好转或反复发作者；合并大咯血有危及生命之可能者；伴有支气管胸膜瘘或脓胸经抽吸、引流和冲洗疗效不佳者；支气管高度阻塞使感染难以控制或不能与肺癌、肺结核相鉴别者，均需外科手术治疗。对病情重不能耐受手术者，可经胸壁插入导管到脓腔进行引流。术前应评价患者的一般情况和肺功能。

第二节　支气管扩张症

一、概述

支气管扩张症是指支气管在组织解剖结构上呈现不可复原性的扩张和变形。主要以慢性咳嗽、咯大量脓痰和（或）反复咯血为特征。除少数先天性支气管扩张外，大多由鼻旁窦、支气管、肺部的慢性感染以及支气管阻塞等因素所致。

根据支气管扩张症的临床表现，相当于中医学中的"肺痿""咳嗽""痰饮""咯血""肺痈"等范畴。本病多见于儿童和青年，往往继发于麻疹、百日咳、流行性感冒、肺炎、肺结核等病之后。在呼吸系统疾病中，其发病率仅次于肺结核。

二、病因病理

支气管扩张症的发生与发展主要有以下几个方面。

（一）外邪犯肺

六淫外邪或平素嗜好吸烟，侵袭于肺，壅遏肺气，肺失宣肃，上逆生痰作咳，或咳伤肺络，致使血溢于气道，随咳而出。在六淫外伤中，尤以热邪与燥邪引起咯血之症最为多见。

（二）肝火犯肺

多因情志不遂，肝气郁结，日久则气郁化火，肝火上逆，既可煎液为痰，也易灼伤肺络；或因忽然暴怒伤肝，气逆化火，损伤肺络而出现咯血之症。

（三）肺肾阴虚

系因病久而致肾水亏虚，五行金水相生，肾水亏虚必致肺之津液亏虚，日久则肺肾之阴俱虚，水亏则火旺，以致虚火内炽，炼津成痰，甚则灼伤肺络而引起咯血。

（四）气不摄血

多因慢性咳嗽，迁延日久，又逢劳倦过度；或饮食失节，恣酒无度；或情志内伤；或外邪侵袭，更伤正气的情况下，以致正气极度虚衰，血无所主，不循经而外溢入气道，亦会出现咯血症状。

总之，本病的病理环节不外乎火、气、虚、瘀、痰。在临床上，这些病理因素常夹杂互见，且互相影响和转化，致使病情复杂难治。

三、诊断

（一）临床表现

1.病史

常有呼吸道慢性感染或支气管阻塞的病史。

2.症状

多数患者有反复咳嗽、咳痰和咯血症状。

（1）化脓性支气管扩张：继发感染时，出现发热、咳嗽加剧、痰量增多、痰黏脓样、有厌氧菌感染时可有恶臭味；痰液收集于玻璃瓶中静置后出现分层的特征：上层为泡沫，下悬脓性成分，中层为混浊黏液，下层为坏死组织沉淀物。反复感染时，往往有呼吸困难和缺氧等表现。

（2）单纯性支气管扩张：患者长期反复咳嗽、咳痰，但无明显继发感染。

（3）干性支气管扩张：患者无咳嗽、咳痰及全身中毒症状，但有反复咯血，血量不等。其病变多位于引流良好的上叶支气管。

（4）先天性支气管扩张：如 Kartagener 综合征，表现为囊状支气管扩张、心脏右位、鼻窦炎和胰腺囊肿性纤维病变。

3.体征

早期或干性支气管扩张可无异常肺部体征，病变重或继发感染时常可闻及下胸部、背部固定而持久的局限性粗湿啰音，有时可闻及哮鸣音，部分慢性患者伴有杵状指（趾）。出现肺气肿、肺心病等并发症时有相应体征。

（二）实验室检查

继发感染时白细胞计数及中性粒细胞比例增加，痰涂片及培养可发现致病菌。结核性支气管扩张时痰结核菌可为阳性。

（三）特殊检查

1.影像学检查

在胸部 X 线平片上患者患侧可有肺部纹理增粗、紊乱，柱状支气管扩张典型表现为轨道征，囊状支气管扩张可见蜂窝状（卷发状）阴影，继发感染时病变区有斑片状炎症阴影，也可以出现液平，且反复在同一部位出现。肺部 CT 检查显示支气管管壁增厚的柱状扩张或成串成簇的囊状改变，已基本取代支气管造影。支气管造影可以明确支气管扩张的部位、形态、范围和病变的严重程度，主要用于准备外科手术的患者。

2.肺功能检查

其变化与病变的范围和性质有一定关系。病变局限，肺功能可无明显改变。一般而言，柱状与梭状扩张，肺功能改变较轻微；囊状扩张对支气管肺组织的破坏较严重，可影响肺功能改变。早期由小支气管阻塞而引起者，往往表现为阻塞性通气功能障碍；随着病变的加剧和小血管的闭塞，可发展至通气/血流比例失调，动静脉分流和弥散功能障碍。对有咯血的患者，肺功能检查应在血止 2 周以上，且病情较为稳定时进行。

3.支气管镜检查

当支气管扩张呈局灶性且位于肺段支气管以上时，支气管镜可发现弹坑样改变，可以发现部分患者的出血部位和阻塞原因。

四、鉴别诊断

（一）慢性支气管炎

多发生在中年以上的患者，在气候多变的冬、春季节咳嗽、咳痰明显，多为白色黏液痰，感染急性发作时可出现脓性痰，但无反复咯血史。听诊双肺可闻及散在干、湿啰音。

（二）肺脓肿

起病急，有高热、咳嗽、大量脓臭痰；X 线检查可见局部浓密炎症阴影，内有空腔气液平。急性肺脓肿经有效抗生素治疗后，炎症可完全吸收消退。若为慢性肺脓肿则以往多有急性肺脓肿的病史。

（三）肺结核

常有低热、盗汗、乏力、消瘦等结核毒性症状，干、湿啰音多位于上肺局部，X 线胸片和痰结核菌检查可作出诊断。

（四）先天性肺囊肿

X 线检查可见多个边界纤细的圆形或椭圆形阴影，壁较薄，周围组织无炎症浸润。胸部 CT 检查和支气管造影可助诊断。

（五）弥漫性泛细支气管炎

多发于 40~50 岁中年人，有慢性咳嗽、咳痰，活动时呼吸困难，常伴有慢性鼻窦炎，胸片和胸部 CT 显示弥漫分布的小结节影，血清冷凝集效价增高 64 倍以上可确诊，大坏内酯类抗生素（红霉素、阿霉素、克拉霉素、罗红霉素）治疗有效。

五、并发症

本病的并发症有肺炎、肺脓疡、肺气肿、肺心病和肺性骨关节病。

六、中医证治枢要

本病主要表现为痰热阻肺，热盛伤络，久则乃至气虚血瘀。故其治疗大法是：在急性发作阶段，以清热、排痰、止血为主；缓解阶段，则以养阴润肺、益气化瘀为主；对于温燥伤阴药物，应慎用或不用为宜。

本病多数反复咯血，故止血常是其治疗的重心。一般而言，对于支扩咯血者，采用降气止血法较为重要。因肺主气，性善肃降，气有余便是火，气降则火降，火降则气不上升，血随气行，无上溢咯出之患。

支扩咯血四季皆有，但由于季节不同，时令主气各异，且因患者素体阴阳属性各有所偏，虽同为咯血但临床脉证表现不同，因而其治法也不相同。如春季风木当令，肝气升发，平素肝郁之人，感受外邪，表现以肝旺气逆者较为多见；交秋暑热、秋燥之邪易灼伤肺津，阴亏之人感之尤甚，临床阴虚火旺者则较多见；而秋冬天气转冷，感受寒邪郁而化热，表现为肺热亢盛者颇不少见。在治疗上根据气、血、热三者的关系，热偏盛者以清肺泄热，邪去热清，妄行之血可不止而血止；偏阴虚火旺者宜以滋阴降火，阴复火降则血宁；气逆肝旺者治以平肝降气，致使气降火降，血由气摄，咯血遂愈。

七、辨证施治

（一）痰热蕴肺

主症：咳嗽胸闷，痰黄黏稠，咯血鲜红或痰中带血，或有身热，便秘溲赤。舌苔薄黄或黄腻、质红，脉弦滑数。

治法：清热泻肺，凉血止血。

处方：银翘栀芩汤加减。银花 30 g，连翘 15~30 g，黄芩 12 g，焦山栀 12 g，丹皮 9 g，花蕊石 12 g，白茅根 30 g，七叶一枝花 15 g，天葵子 15 g，金荞麦根 30 g，仙鹤草 30 g，桑白皮 12 g。

阐述：方中银花、七叶一枝花、天葵子、金荞麦根具有较强的清热解毒、抗感染作用。如痰及呼气有臭味，痰培养有铜绿假单胞菌或厌氧菌感染时，可加用白毛夏枯草 15 g 或鱼腥草 30 g；咳痰不爽和气息粗促时，酌用桔梗 9~15 g、葶苈子 12 g；如咯血量多难止者，可加十灰散 10 g，分 2 次/日冲服。本方组合意在直折病势，但药性多偏于寒凉，对脾胃虚弱的患者，必要时可酌减剂量，或稍佐健脾和胃之品，如鸡内金、炒麦芽、法半夏、苡仁、陈皮等。寇焰等应用自拟清热凉血止血中药汤剂辨证论治，以 2 周为 1 个疗程观察疗效，结果能有效止血和缓解临床症状，总有效率达 93.33%。

（二）肝旺气逆

主症：咳嗽阵作，胸胁苦满或隐痛，咯血鲜红，心烦易怒，口苦而干，咳时面赤。舌质红，苔薄黄，脉弦数。

治法：清肝泻肺，降气止血。

处方：旋覆代赭汤合泻白散、黛蛤散加减。旋覆花（包）12 g，代赭石 30 g（先煎），甘草 6 g，桑白皮 12 g，黄芩 12 g，焦山栀 12 g，姜半夏 9 g，藕节 9 g，丹皮 12 g，黛蛤散（包）12 g，仙鹤草 30 g，夏枯草 12 g，花蕊石 12 g（先煎）。

阐述：本型患者多有心情不舒、情志郁怒等诱因，发病时间可在春升阳动季节。临床上常需肺肝同治，目的在于清肝以平其火，降气以顺其肺，凡属肝旺气逆而致咯血者均可用此组方治疗。如胸痛胁胀明显者，加瓜蒌皮 15 g、广郁金 10 g；大便干结者，加生大黄 10 g；少寐者加夜交藤 30 g、合欢皮 15 g；口干咽燥明显者，宜加鲜石斛 30 g、玉竹 15 g 或羊乳 30 g。

（三）气虚失摄

主症：长期卧床不起，体质较为虚弱，久咳不已，痰中带血，或纯咯鲜血，并伴有神疲乏力，头晕气喘，心慌心悸。舌质淡胖，苔白，脉细弱无力等。

治法：益气摄血，宁络止咳。

处方：参冬饮、牡蛎散、宁血汤合方化裁。党参 15~30 g，黄芪 30 g，麦冬 12 g，牡蛎 30 g（先煎），川贝母 9 g，杏仁 9 g，阿胶 15 g（烊冲），北沙参 30 g，仙鹤草 30 g，旱莲草 15 g，生地黄 30 g，白茅根 30 g。

阐述：气虚失摄型支气管扩张咯血临床虽为少数，但往往是病情较为深重且易于发生变证的患者，治疗常需大剂量参芪等益气药并用，方能起到摄血止血的功能。若忽然出现大量咯血、汗出、肢冷、脉微欲绝者，乃属气虚血脱之危候，此时可用独参汤投治，以别直参 10 g 左右煎汤立服，常可见效。待血止及病情稳定时再以益气养血、润肺止咳善后。也可以上方为基础，加上一些健脾理气、凉血活血药，制成膏剂长服，这有助于提高机体免疫功能，增强抵御外邪的能力，减少或抑制支气管扩张症和咯血的复发。

（四）阴虚肺热

主症：咯血停止，但常咳嗽、少痰，或见气短、盗汗、低热，胸膺不舒，口舌干燥，五心烦热。舌质偏红黯，苔薄少或乏津，脉弦细带数。

治法：益气养阴，清肺化瘀。

处方：生脉散合百合固金汤加减。太子参30 g，麦冬12 g，五味子6 g，生地黄15 g，熟地黄15 g，百合12 g，当归12 g，绞股蓝15~30 g，川贝母9 g，甘草6 g，玄参12 g，丹皮12 g，赤芍12 g。

阐述：此多见于支气管扩张症症状的缓解阶段。本方以生脉散益气养阴，用百合固金汤清肺润燥。加上当归、赤芍、丹皮、川贝等药，既可化瘀，又可止咳；如有脾胃虚弱、运化不及、食欲较差者，可减去方中滋腻之药，加用怀山药15 g、鸡内金10 g、谷麦芽各12 g、苡仁15~30 g以健脾助运；有明显低热，不一定属阴虚内热，大多数常是由于感染未能控制的缘故，若处理不当，往往有可能再度出现急性复发。因而，有时须选用鱼腥草30 g、七叶一枝花15 g、金荞麦根30 g、虎杖30 g等清热解毒类药以控制感染。但要注意的是，若低热确属阴虚所致者，则可酌用银柴胡9 g、地骨皮15 g、白薇9 g等清虚热类药进行治疗。曹世宏教授根据多年临床经验创立以具有养阴润肺、清热化痰、凉血行瘀的"支扩宁合剂"，临床实践证明支扩宁合剂治疗可以明显降低患者白细胞及中性粒细胞总数，减少致炎性细胞因子IL-8和TNF-α的释放，对中性粒细胞弹性蛋白酶有较好的抑制作用，其治疗组有效率为93.33%。

八、西医治疗

（一）控制感染

急性发作阶段应积极使用足量抗生素控制感染，同时应根据革兰染色或细菌培养及药敏试验来选择有效抗生素的使用，甚至考虑支气管镜取标本。支气管扩张由于能致病的病原菌种类多、耐药菌的存在、肺结构破坏等因素造成抗生素选择复杂。常见病原菌为流感嗜血杆菌、肺炎链球菌或口腔混合菌群，可选用氨苄青霉素、羟氨青霉素或复方新诺明。

出现金黄色葡萄球菌可选用耐酶青霉素类或头孢菌素类，囊性纤维化或囊状支气管扩张患者急性发作时，铜绿假单胞菌往往是主要致病菌，通常需要联合用药。耐药假单胞菌可使用具抗假单胞菌活性的 3 代头孢菌素如头孢他啶（1~2 g 每次，每日 2~3 次）、头孢哌酮（1 g 每次，每日 2~3 次）等联合具抗假单胞菌的氨基糖苷类，如丁胺卡那霉素、妥布霉素或西索霉素等，或选用亚胺培南西司他丁（1.0~1.5 g/d，分 2~3 次静脉滴注），或选β-内酰胺酶抑制剂的抗生素如替卡西林/克拉维酸、头孢哌酮/舒巴坦（6~9 g/d，分 2~3 次静脉滴注）、哌拉西林/他唑巴坦（9~13.5 g/d，分 2~3 次静脉滴注）等。必要时联合具抗假单胞菌的氨基糖苷类。一般持续用至体温正常，痰量明显减少后 1 周左右，缓解期不用抗生素。

对重症患者一般需静脉用药，雾化吸入抗生素如庆大霉素 3 天能减少痰量，使痰液稀释，从而改善肺功能，用大环内酯类药物如阿奇霉素 500 mg，每周 2 次，连用 6 个月能显著减少急性发作次数，改善机体免疫调节能力。而伊曲康唑可用于变应性支气管肺曲霉病（ABPA）的治疗。

（二）促进排痰

1.体位引流

根据病变部位采取不同体位，将患肺位置抬高，使被引流的支气管开口朝下。同时，可嘱患者做深呼吸及咳嗽，并帮助拍背，以促使痰液之流出。但对于体质十分虚弱及伴有严重心肺功能不全或大咯血的患者则应慎用。

2.祛痰剂

必嗽平 16 mg，每日 3 次，口服；或化痰片 0.5 g，每日 3 次，口服；或氯化铵甘草合剂 10 mL，每日 3 次，口服；或氨溴索片 30 mg，每日 3 次口服；或吉诺通胶囊 300 mg，每日 3 次餐前口服；必要时应用氨溴索注射液静脉注射。

3.支气管扩张剂

部分患者存在支气管反应性增高或炎症的刺激，可出现支气管痉挛，影响痰液排出，故可用雾化吸入异丙托溴铵及特布他林等，或口服氨茶碱 0.1 g，3~4 次/日以助化痰。

4.支气管镜吸痰

如果体位引流痰仍难排出，可经支气管镜吸痰，及用生理盐水冲洗稀释痰液，也可局部注入抗生素。

（三）咯血的处理

1.中等量至大量咯血者的治疗

立即用垂体后叶素 5~10 单位加入 25%葡萄糖注射液 20~40 mL 中缓慢静脉注射（10~15分钟注完），注射完毕后则以 10~20 单位加入 10%葡萄糖注射液 250~500 mL 中静脉滴注 10~20 滴/分钟维持。注射本药时，患者宜取卧位，以免引起晕厥；对伴有严重高血压、冠心病、心力衰竭以及妊娠的患者，需禁用本药治疗。若在用药过程出现血压升高、胸闷不适等表现时则需同时加用硝酸甘油以控制血压及改善心脏供血。

对垂体后叶素禁忌者，可用 0.5%普鲁卡因溶液 10~20 mL 加 50%葡萄糖注射液 20 mL缓慢静脉注射或 0.5%普鲁卡因溶液 60 mL 加 5%~10%葡萄糖注射液 500 mL 进行静脉滴注，每日 1~2 次。使用本药止血者宜先做皮试，并须缓慢注射；若注射过快，可致头晕、灼热、全身不适、心悸等不良反应；同时，用量也不宜过大，否则可引起中枢神经系统的毒性反应。

对支气管动脉破坏造成的大咯血经药物治疗无效时可考虑采用支气管动脉栓塞法。

2.少量咯血者的治疗

可选用卡巴克络 5~10 mg 肌注，每日 2~3 次，出血缓解后改为口服 2.5~5 mg 每次，每天 3 次；或酚磺乙胺（止血敏）2~4 g 加入 5%~10%葡萄糖注射液 500 mL 静脉注射，每日 1~2 次；或氨甲苯酸 0.1~0.3 g 加入 5%~10%葡萄糖注射液 500 mL 静脉注射，每日 2~3 次；或血凝酶 1 kU 静注或皮下注射。

3.窒息的抢救

立即将患者头部后仰，头低脚高，使躯体与床呈 40°~90°，拍击背部，并迅速吸出气道内的血块。必要时应及时做气道插管或气管切开，使用呼吸皮囊或呼吸机辅助通气。

（四）外科手术治疗指征

（1）症状明显，病变局限于一叶或一侧肺组织，而无手术禁忌证者。

（2）反复大咯血的患者，如果经内科保守治疗无效而危及生命者，可紧急手术治疗。

（3）如两侧支气管扩张，但主要病变集中在一个肺叶，全身状况和心肺功能良好者，为改善症状，也可考虑进行肺叶切除。但是对两侧广泛支气管扩张或年老体弱、心肺功能不全者不宜手术治疗。

第三节　支气管哮喘

一、概述

支气管哮喘是由多种细胞包括气道的炎性细胞和结构细胞（如嗜酸性粒细胞、肥大细胞等）和细胞组分参与的气道慢性炎症性疾病。这种慢性炎症导致气道高反应性，通常出现广泛多变的可逆性气流受限并引起反复发作性的喘息、气急、胸闷或咳嗽等症状，常在夜间和（或）清晨发作、加剧，多数患者可自行缓解或经治疗缓解。哮喘是一种严重危害人体健康的慢性疾病，近年来哮喘的患病率呈上升趋势，并逐年增加，全球哮喘患者约有3亿人，是影响学习或工作的主要原因。其早期表现为可逆性呼吸道阻塞，在发作间歇期没有任何症状，但若哮喘严重发作经治疗而持续24小时不能缓解者，则称为哮喘持续状态，属内科的危重急症。

根据支气管哮喘的临床特征，系属于中医"哮证""喘证""咳逆上气"等范畴。在《黄帝内经》中虽无关于哮喘的记载，但已有关于哮喘证候特征的记载，如"喘鸣""喘喝""喘呼"等。其病因复杂，病情缠绵反复，是一种难以彻底医治甚至伴随终生的顽固性疾患。

二、病因病理

本病的主要病因为痰瘀内伏于肺。痰瘀之所以产生，不但要责之于肺不能布散津液，而且还要责之于脾不能运化水谷精微及肾不能蒸化水液，以致津液凝聚成痰，痰瘀互生，形成因果循环，结成窠臼，潜伏于肺，胶结不化，气机失畅，遂成为其发病的宿根。在此基础上，复因外感风寒、风热之邪，或由于烟雾刺激、污气侵袭、饮食不当，情志不遂以及劳累过度等因素而诱发。一经内外合邪，则痰随气升，气因痰阻，相互搏击，壅塞气道，肺管狭窄，致使肺失宣降，哮喘由之而起。

若因失治，迁延日久，寒痰伤及脾肾之阳，痰热耗伤肺肾之阴，可导致肺、脾、肾三脏俱虚，脏腑功能失调，气血津液生化受阻，水液代谢紊乱，出现本虚标实，甚者肺气衰竭或胸阳被遏，进而发生"暴喘""喘脱""水气凌心"或"痰迷心窍"等危候。

三、诊断

支气管哮喘是由机体内外多种因素共同存在而激发形成。大多数患者有遗传性过敏体质，其发病往往有一定的季节性，不仅与饮食、生活和职业等有关，而且与精神因素的关系也相当密切。本病发作通常突然起病和骤然缓解，且病情多数夜间较重。因此，诊断哮喘首先应详细询问病史，了解其发作规律和特点，以便从中寻找有关线索。

（一）临床表现

1.症状

哮喘缓解期或非典型性哮喘，可无明显临床表现。但典型的支气管哮喘，其发作前常有打喷嚏、流涕、咳嗽、胸闷、全身乏力等前驱表现，如不及时处理，可引起支气管弥漫性痉挛，出现发作性伴有哮鸣音的呼气性呼吸困难或发作性胸闷和咳嗽，严重者被迫采取端坐位，并伴有干咳或咳嗽多痰，甚至出现吸气短促、呼气延长而费力、张口呼吸、发绀、大汗、面色苍白等。

2.体征

两肺听诊满布哮鸣音，呼气明显延长，有的可伴有湿啰音或水泡音。长期慢性自幼即有哮喘者，可见桶状胸，叩诊过清音，心浊音界缩小等。心率增快、奇脉、胸腹反常运动和发绀常出现在严重哮喘患者中。

（二）实验室检查

痰涂片在显微镜下可见较多嗜酸性粒细胞，血中嗜酸性粒细胞一般在 6% 以上，若有感染则白细胞计数及中性粒细胞明显升高，血清中特异性 IgE 较正常人明显升高。

动脉血气分析哮喘发作时一般出现过度通气和低氧血症，表现为呼吸性碱中毒，若重症患者，病情进一步发展，气道阻塞严重可有缺氧及二氧化碳潴留症状，表现为呼吸性酸中毒。

（三）特殊检查

1.X 线检查

早期在哮喘发作时可见两肺透亮度增加，呈过度通气状态；在缓解期多无明显异常，如并发呼吸道感染，可以见肺纹理增加及炎性浸润阴影。

2.肺功能检查

（1）肺通气功能检测：在哮喘发作时呈阻塞性通气功能改变，呼气流速指标显著下降，1 秒钟用力呼气容积（FEV_1）、1 秒率 [1 秒钟用力呼气量占用力肺活量比值（$FEV_1/FVC\%$）] 以及最高呼出气流量（PEF）均减少。缓解期上述指标可逐步恢复，病情迁延、反复发作者，其通气功能可逐渐下降。

（2）支气管激发试验：用以测定气道反应性。常用吸入激发剂为乙酰甲胆碱、组胺等。吸入激发剂后其通气功能下降、气道阻力增加。运动亦可诱发气道痉挛，使通气功能下降。一般用于通气功能在正常预计值的 70% 以上的患者。如 FEV_1 下降 ≥20%，可以诊断为激发试验阳性。

（3）支气管舒张试验：用于测定气道可逆性。有效的支气管舒张药可以使发作时的气道痉挛得到改善，肺功能指标好转。常用吸入型的支气管舒张剂如沙丁胺醇气雾剂、特布他林等。支气管舒张试验阳性诊断指标：①FEV_1较用药前增加≥12%，且其绝对值增加≥200 mL。②PEF较治疗前增加60 L/min或增加≥20%。

（4）呼气峰流速（PEF）及其变异率测定：PEF可以反映气道功能的变化，哮喘发作时PEF下降，若24小时内或昼夜PEF波动率≥20%，也符合气道可逆性改变的特点。

3.在体特异性变应原检测

哮喘患者大多数伴有过敏体质，对众多的变应原和刺激物敏感。测定变应性指标结合病史有助于对患者的病因诊断、脱离致敏因素的接触及脱敏治疗等。

（1）皮肤过敏原测试：将各种植物性花粉、尘埃、动物羽毛、皮屑、谷物种子、霉菌孢子、蛋类等分别做成相应的抗原诊断液，用皮肤划痕或皮内注射法，测定哮喘患者有无过敏反应。

（2）吸入性过敏原测定：验证过敏原吸入引起的哮喘发作，因该检验有一定的危险性，目前临床应用较少。

四、鉴别诊断

（一）心源性哮喘

心源性哮喘常见于左心衰，发作时的症状与哮喘相似，但患者多有高血压、冠状动脉粥样硬化性心脏病、风湿性心脏病和二尖瓣狭窄等病史和体征。阵发性咳嗽，常咳出粉红色泡沫样痰，两肺可闻及广泛的湿啰音和哮鸣音，左心界扩大，心率增快，心尖部可闻及奔马律。病情许可做胸部X线检查时，可见心脏增大，肺瘀血征，有助于鉴别。若一时难以鉴别，可雾化吸入β₂肾上腺素受体激动剂或静脉注射氨茶碱缓解症状后，进一步检查，忌用肾上腺素或吗啡，以免造成危险。

（二）慢性阻塞性肺疾病（COPD）

多见于中老年人，可有慢性咳嗽史，喘息长年存在，有急性加重期。患者多有长期吸烟或接触有害气体的病史。有肺气肿体征，两肺或可闻及湿啰音。但临床上严格将COPD和哮喘区分有时十分困难，用支气管舒张剂和口服或吸入激素作治疗性试验可能有所帮助。

COPD 也可与哮喘合并同时存在。

（三）上气道阻塞

可见于中央型支气管肺癌、气管支气管结核、复发性多软骨炎等气道疾病或异物气管吸入，导致支气管狭窄或伴发感染时，可出现喘鸣或类似哮喘样呼吸困难、肺部可闻及哮鸣音。但根据临床病史，特别是出现吸气性呼吸困难，以及痰液细胞学或细菌学检查，胸部 X 线摄片、CT 或 MRI 检查或支气管镜检查等，常可明确诊断。

（四）变态反应性肺浸润

见于热带嗜酸性粒细胞增多症、肺嗜酸性粒细胞增多性浸润、多源性变态反应性肺泡炎等。致病原为寄生虫、原虫、花粉、化学药品、职业粉尘等，多有接触史，症状较轻，患者常有发热，胸部 X 线检查可见多发性、此起彼伏的淡薄斑片浸润阴影，可自行消失或再发。肺组织活检也有助于鉴别。

五、并发症

支气管哮喘可以并发阻塞性肺气肿、支气管反复感染、气胸、纵隔气肿、支气管扩张、肺源性心脏病等，当出现严重的低氧血症，有时甚至也可致命。

六、中医证治枢要

哮喘发病主要由于痰瘀内伏，复因外邪或其他诱因而触发，反复发作，日久而致肺、脾、肾三脏俱虚。因此治疗本病应根据"发时驱邪以治肺，平时健脾益肾以固本"的大法，同时，还需注意到"有痰必有瘀"的病理特点，适当加入活血化瘀之品，这对提高和巩固本病的治疗效果很有裨益。

支气管哮喘的治疗，不论发作期还是缓解期，都要自始至终坚持"治标不离本""治本不离标"的治疗原则。因哮喘乃一沉痼顽疾，其病机迁延，正气亏虚，发作时又多表现为虚实错杂之候，故治疗如果一味投以宣肺化痰、降气平喘之剂，此虽则症状暂时可除，但药力一过之后，往往故态复萌，疗效不易巩固，因此必须强调在驱邪之时，应酌加一些扶正之品以促进病情的尽快恢复；同时，在哮喘急性症状缓解后，由于宿根伏邪依恋未清，因而在扶正固本之时，也因当恰如其分地加用一些宣透、清肺等驱邪之品，方能起到"正气存内，邪不可干"的良好作用。名老中医王正公积多年治疗哮喘的临床经验，倡导"制源畅流"治则，指出通过"制源"以减少痰涎的产生来源，同时并通过"畅流"以加强祛痰作用。实践证明，这对消除气道阻塞及改善肺的通气功能很有帮助，无疑具有重要的指导意义。

治疗哮喘的思路要广，方法要活。如对痰热壅肺而伴有腑气不通的实证，可根据"肺与大肠相表里"的理论，于清肺化痰热方中加入通腑之品，使腑气通而肺气降，以达到肺与大肠脏腑同治之目的。有的常因过敏性鼻炎或皮肤湿疹而触发哮喘，宜在所用方中配用辛夷、苍耳子或地肤子、白鲜皮等宣肺通窍、祛风化湿之品，这是根据肺合皮毛、开窍于鼻的内外相关理论而得的。如果患者的个体差异、情志状况、四时气候乃至周围环境等发生变化，均需在临床治疗用药时予以全面分析、综合考虑，前人提出的"因人、因地、因时制宜"，对本病尤为有指导意义，对病因多端、变化多样、证情复杂的支气管哮喘，决不是偏执一法一方所能概全的。

七、辨证施治

（一）发作期

1.寒痰阻肺

主症：呼吸急促，常昼轻夜重，甚则难以平卧，喉中痰鸣如水鸡，胸闷如塞，痰液稀薄，色白多沫，畏寒流涕，面色带黯，口不干或口干喜热饮，可伴有咳嗽、头痛等症，舌质淡，苔薄白，脉浮紧。治法：温肺散寒、降气平喘。

处方：小青龙汤，华盖散，三拗汤化裁。炙麻黄 6~10 g，桂枝 4.5~6 g，白芍 15 g，细辛 4.5~6 g，制半夏 9 g，五味子 6 g，杏仁 9 g，炙苏子 12 g，炙冬花 12 g，甘草 6 g，广地龙 15 g，仙灵脾 9~15 g，丹参 15 g，降香 6 g（后下）。

阐述：本证属实，系风寒外袭、痰湿内阻所致。方中炙麻黄是治喘主药，能宣肺平喘；

配合桂枝、芍药，既可以增强解表散寒，又能调和营卫；细辛、五味子，一散一敛，两药同用以防肺气耗散过多之弊；制半夏、炙苏子、杏仁、炙冬花、降香、丹参，对加强其降气化痰、祛瘀平喘，相得益彰。现代药理证实小青龙汤能抑制过敏介质的释放，降低血 IgE、嗜酸性粒细胞水平及增加 cAMP 含量，从而起到松弛气管平滑肌以达到平喘效果；方中细辛，以往因囿于"细辛不过钱"之说，致使其在治疗哮喘方面不能发挥应有的作用，近年来的临床研究认为，内服的丸、散剂剂量宜轻，多为 3 g 左右；而煎剂剂量可加大，但该药毕竟辛燥太过，病情一旦缓解则即减量或停用，一般而言寒象表现明显的哮喘患者，用量可至 6 g，凡阴虚内热的患者应禁用，体质虚弱者宜慎用。

2.痰热壅肺

主症：声高气粗，呼吸急促，难以平卧，喉中痰鸣，胸膈烦闷，咳痰黄稠不畅，面赤恶热，口干喜冷饮，尿黄短少，大便秘结，舌红、苔黄腻，脉滑数。

治法：清热泄肺、豁痰平喘。

处方：定喘汤加减。白果 15 g（去壳打碎炒黄），麻黄 9 g，黄芩 12 g，桑白皮 12 g，款冬花 12 g，甘草 6 g，杏仁 9 g，苏子 12 g，制半夏 9 g，广地龙 15 g，仙灵脾 9 g，七叶一枝花 15 g，老鹳草 15 g，炒丹皮 12 g，羊乳 30 g。

阐述：常见于哮喘发作期合并感染患者。方中以白果敛肺定喘，辅以麻黄宣肺平喘，一开一收，既宣发肺气又不至于太过，两药配伍妙在相辅相成，互相制约，重在平喘。配黄芩、桑白皮、丹皮、七叶一枝花、羊乳等药，一则清热泄肺，二则以制炙麻黄、仙灵脾等燥热之性，寒热并用，意在于调整阴阳，防其偏颇弊端；杏仁、苏子、半夏、款冬花、地龙、甘草等以加强其宣肺下气、化痰降逆的效果。

方中老鹳草出自于《本草纲目拾遗》，系著名中医姜春华教授之验方药物。功能为祛风活血、清热解毒，所含的槲皮素能祛痰及扩张支气管平滑肌，并能抑制金黄色葡萄球菌、肺炎球菌、链球菌和流感杆菌等多种细菌，对哮喘发作期的呼吸道感染可起到控制作用。

3.阳气暴脱

主症：呼吸急促，神气怯倦，唇甲青紫，汗出涔涔，四肢厥冷，脉微细欲绝，舌色青黯，苔白滑。

治法：益气平喘，回阳救逆。

处方：麻黄附子细辛汤合生脉散加减。炙麻黄6g，淡附片9g，细辛5g，别直参6~10 g，麦冬12~15g，五味子6g，干姜3g，甘草6g，龙骨15g（先煎），牡蛎30g（先煎）。

阐述：麻黄附子细辛汤出自《伤寒论》，由麻黄、附子、细辛三味药组成。在哮喘发作过程中，无论因热或因寒，若正虚邪重较甚或因缓治、失治，往往会突发阳气暴脱而出现喘脱变证，如不及时救治，则易发生"阴阳离决"之危候。本型多见于哮喘大发作或哮喘持续状态而出现休克的患者。方中麻黄炙用，重在降气平喘，附子温肾散寒，且能制约麻黄之辛散；细辛通阳止喘，配五味子以纳肾敛肺；加龙骨、牡蛎以防其阳气外越；合人参、麦冬、甘草、干姜则可回阳固阴，益气复脉。方中诸药各司其职，相辅相成，既可平喘，又能固脱。病情危重者可以选用参附或参麦注射液、参附青及参麦注射液等进行静脉给药。同时，对一些哮喘发作期的患者曾试用参麦注射液静脉滴注，发现有明显的即时平喘作用，其机制尚待阐明。

（二）缓解期

1.肺气不足

主症：气短声低，易感外邪，面色苍白，自汗畏风。舌质淡红，苔薄白，脉细弱无力。

治法：益气固表，补肺定喘。

处方：玉屏风散合生脉散加减。黄芪15~30g，炒白术9g，防风6g，党参15g，麦冬12g，五味子5g，绞股蓝15g，降香6g（后下），炙苏子12g，当归12g，制半夏9g，甘草6g。

阐述：支气管哮喘处于缓解期初期或合并轻度肺气肿的患者多表现为肺气不足。玉屏风散是益气固表、补肺敛肺的著名方剂，生脉散具有益气生津、养阴润肺的作用。两方组合，不仅能改善肺的通气，而且能增加肺的防御和抗感染能力，凡肺气虚而易感外邪者均可选用。同时，由于肺气不足而存在气虚血瘀的病理状态，故在益气补肺的基础上加用当归、降香、苏子、半夏等降气、化痰、活血药，对改善肺的微循环及降低气道阻力，预防哮喘的发作极有助益。

2.脾气虚弱

主症：咳嗽痰多，面黄少华，倦怠乏力，食少纳呆，腹胀便溏，多食油腻则易腹泻。舌体胖大有齿痕，苔白腻，脉细缓。

治法：补脾益气，肃肺化痰。

处方：六君子汤加减。炒党参 15~30 g，炒白术 9 g，茯苓 12 g，炙甘草 6 g，制半夏 9 g，陈皮 6 g，炙苏子 12 g，黄芪 15~30 g，当归 12 g，川朴 9 g，藿香 9 g，茵陈 9 g。

阐述：脾虚生痰，上贮于肺而影响气机升降功能，此乃是哮喘反复发作的重要原因之一。六君子汤是健脾化痰、培土生金的代表方剂，在此基础上加上黄芪、当归、苏子、川朴等以增强益气活血、调气化痰的作用。方中加藿香、茵陈苦平疏利，两者合用有宣畅中气之功，对有胸膈烦闷不舒、食欲不振者更为适宜。上海中医学院邵长荣教授多年的实践经验，认为此二药对于减轻哮喘的发作和预防复发有一定的效果。

3.肾失纳气

本型主要表现为腰膝酸软，气急息促、呼多吸少，动则尤甚。分肾阳虚和肾阴虚两种。

（1）肾阳虚。

主症：形寒肢冷，面色白，自汗或有阳痿，夜尿较多。舌淡，苔白，脉沉细。

治法：温肾壮阳，纳气平喘。

方药：金匮肾气丸加减。熟地 30 g，怀山药 15 g，山萸肉 12 g，茯苓 12 g，泽泻 12 g，丹皮 12 g，附子 6~10 g，肉桂 6 g，仙灵脾 9~15 g，五味子 6 g，炙苏子 12 g，黄芪 30 g。

阐述：支气管哮喘反复发作、病程较长，表现为肾阳不足者颇为多见，特别是其缓解期尤为突出，也是哮喘患者机体多系统功能低下的综合性反应。金匮肾气丸是用于治疗肾阳虚衰的重要方剂，若肾阳虚甚而致肢浮者，可加白术 9 g、猪苓 15 g、车前草 15 g 等利水消肿；喘重而自汗难已者，可加地龙 15 g、别直参 6 g、蛤蚧 1 对、碧桃干 12 g、五味子 6 g，也可加黑锡丹，每日 2 次，每次 3 g，因有毒性，中病即止，不宜久服。此外，有报告认为哮喘患者长服温肾壮阳方药有导致阴虚阳亢之弊，但根据我们的临床经验，对于病程短、病情较轻的青壮年患者，长期温补肾阳药物确实存在阴虚阳亢可能，不能不加以警惕，因而主张间断用药，一疗程不宜超过 3 个月；而对于病程长、病情重、阳虚证候明显或老年肾虚的哮喘患者往往需长期用、重用方可达到预期的效果，故一疗程可相对延长至 6 个月左右亦不为过。总之，中医调整阴阳"以平为期"，如果一旦由于温补过偏而出现阴虚证候，则也应当不失时机地予以纠偏。

（2）肾阴亏损。

主症：自觉五心烦热，面颊潮红，盗汗，口干咽燥，或伴有头晕耳鸣。舌质红少津，脉细数。

治法：滋阴补肾，纳气平喘。

处方：七味都气丸加减。熟地 30 g，怀山药 15 g，山萸肉 12 g，茯苓 12 g，泽泻 12 g，丹皮 12 g，五味子 6 g，知母 9 g，炒黄柏 9 g，炙地龙 15 g，炙苏子 12 g，绞股蓝 15 g。

阐述：支气管哮喘长期反复发作，常常由于阳损及阴而致阴阳俱虚，单纯属肾阴虚者较为少见。另外，也可由于温补太过或应用激素类药物而出现肾阴虚者，此时宜滋养肾阴以敛亢阳，实属必要。方中用知母、黄柏以滋阴泻火，有报告认为知母、黄柏有拮抗激素的不良反应；绞股蓝除具有人参的功用外，也同样能减轻激素所致的不良反应；五味子、地龙则可纳气平喘，降低气道的反应性。

八、西医治疗

（一）哮喘急性发作期的治疗

1.脱离变应原

部分患者能找到引起哮喘发作的变应原或其他非特异刺激因素，立即使患者脱离对变应原的接触是防治哮喘最有效的方法。

2.药物治疗

治疗哮喘药物主要分为两类：

（1）缓解哮喘发作（支气管舒张药）。①β_2肾上腺素受体激动剂（简称β_2受体激动剂）：

常用的短效β受体激动剂有沙丁胺醇和特布他林，作用时间约为 4~6 小时。常用短效β受体激动剂如沙丁胺醇 MDI，每喷 100 μg，每天 3~4 次，每次 1~2 喷。一般口服用法为 2.4~2.5 mg，每日 3 次，15~30 分钟起效，但心悸、骨骼肌震颤等不良反应较多。长效β₂受体激动剂有福莫特罗和沙美特罗，作用时间为 10~12 小时。长效β₂受体激动剂如福莫特罗，每喷 4.5 μg，每天 2 次，每次一喷。但目前已不提倡单用长效β₂受体激动剂（LABA），而应与吸入性皮质激素（ICS）联合使用，可起到协同和互补效果，有助于提高疗效和减少不良反应。②抗胆碱药：吸入抗胆碱药如异丙托溴铵，与β₂受体激动剂联合吸入有协同作用，尤其适用于夜间哮喘及多痰的患者。可用 MDI，每日 3 次，每次 25~75 μg 或用 100~150 μg/mL 的溶液持续雾化吸入。约 10 分钟起效，维持 4~6 小时。不良反应少，少数患者有口苦或口干感。近年发现的选择性 M₁、M₃ 受体拮抗剂如噻托溴铵作用更强，持续时间更久、不良反应更少。③茶碱类：茶碱类是目前治疗哮喘的有效药物。口服给药：包括氨茶碱和控（缓）释茶碱，一般剂量每日 6~10 mg/kg，用于轻、中度哮喘。静脉注射氨茶碱首次剂量为 4~6 mg/kg，注射速度不宜超过 0.25 mg/（kg·min），静脉滴注维持量为 0.6~0.8 mg/（kg·h）。日注射量一般不超过 1.0 g。静脉给药主要应用于重、危症哮喘。

（2）控制或预防哮喘发作（抗炎药）。①糖皮质激素：糖皮质激素是当前控制哮喘发作最有效的药物，可分为吸入、口服和静脉用药。吸入治疗是目前推荐长期抗感染治疗哮喘的最常用方法。常用吸入药物有倍氯米松、布地奈德、氟替卡松、莫米松等。常用口服剂有泼尼松、甲泼尼龙，用于吸入糖皮质激素无效或需要短期加强的患者。起始量为 30~60 mg/d，症状缓解后逐渐减量至≤10 mg/d。然后停用，或改用吸入剂。静脉注射常用于重度或严重哮喘发作时，如应用琥珀酸氢化可的松，注射后 4~6 小时起作用，常用量 100~400 mg/d，或甲泼尼龙（80~160 mg/d）起效时间更短（2~4 小时）。地塞米松因在体内半衰期较长、不良反应较多，宜慎用，一般 10~30 mg/d。②白三烯调节剂：孟鲁司特 10 mg、每天 1 次，或扎鲁司特 20 mg、每日 2 次，不良反应通常较轻微，主要是胃肠道症状，少数有皮疹、血管性水肿、转氨酶升高，停药后可恢复正常。③色甘酸钠：色甘酸钠是非糖皮质激素抗炎药物，可部分抑制 IgE 介导的肥大细胞释放介质，对其他炎症细胞释放的介质亦有抑制作用。能预防变应原引起的速发和迟发反应，以及运动和过度通气引起的气道收缩。色甘酸钠雾化吸入 3.5~7 mg 或干粉吸入 20 mg，每日 3~4 次。④其他药物：酮替酚和新一代组胺 H_1 受体拮抗剂阿司咪唑、氯雷他定在轻症哮喘和季节性哮喘有一定效果，也可与 β_2 受体激动剂联合用药。

（3）抗生素的应用：有合并感染者及反复发作而病程较长者，均需选用抗生素。一般常用青霉素 G，可用 240 万 U/d，分 3 次肌内或静脉注射。对青霉素过敏者，或耐青霉素或多重耐药菌株感染者，可用氟喹诺酮类、头孢噻肟或头孢曲松等药物。

（4）化痰剂的应用：常用沐舒坦 30~60 mg 或吉诺通胶囊 300 mg，每日 3 次口服。

（二）哮喘稳定期的治疗

一般哮喘经过急性期治疗症状得到控制，但哮喘的慢性炎症病理生理改变仍然存在，因此，必须制定哮喘的长期治疗方案。

由于哮喘的复发性以及多变性，需不断评估哮喘的控制水平，治疗方法则依据控制水平进行调整。如果目前的治疗方案不能够使哮喘得到控制，治疗方案应该升级直至达到哮喘控制为止。当哮喘控制维持至少 3 个月后，治疗方案可以降级。通常情况下，患者在初诊后 1~3 个月回访，以后每 3 个月随访一次。如出现哮喘发作时，应在 2 周至 1 个月内进行回访。以上方案为治疗哮喘的基本原则，但临床过程中必须体现个体化，联合应用，以最小量、最简单的联合，不良反应最少，达到最佳控制症状为原则。

另外，哮喘稳定期的患者亦可以考虑使用免疫疗法，免疫疗法分为特异性和非特异性两种，前者又称脱敏疗法。由于有 60% 的哮喘发病与特异性变应原有关，采用特异性变应原（如螨、花粉、猫毛等）做定期反复皮下注射，剂量由低至高，以产生免疫耐受性，使患者脱敏。但特异性免疫疗法对成人哮喘的疗效有限。非特异性疗法，如注射卡介苗、转移因子、疫苗等生物制品抑制变应原反应的过程，有一定辅助的疗效。目前采用基因工程制备的人工重组抗 IgE 单克隆抗体治疗中、重度变应性哮喘，已取得较好效果。

（三）哮喘持续状态的治疗

1.氧疗

以鼻导管吸氧或面罩吸氧，吸氧浓度一般不超过 50%。如果患者伴有 $PaCO_2$ 升高时，则以持续低流量吸氧，吸氧浓度一般不超过 30% 左右为宜。

2.解除支气管痉挛

（1）持续雾化吸入：对于重症哮喘患者不宜经口服或直接经定量气雾剂（MDI）给药，因为此时患者无法深吸气、屏气，也不能协调喷药与呼吸同步，故临床上常以高流量氧气（或压缩空气）为动力雾化吸入以使药物进入气道。常用的雾化吸入药物有 β 受体激动剂、抗胆碱能药物以及吸入糖皮质激素，可以根据病情严重程度选择 1 种或者多种吸入剂联合雾化治疗。一般情况下 β 受体激动剂，成人每次雾化吸入沙丁胺醇或特布他林雾化溶液 1~2 mL，12 岁以下儿童减半，在第 1 个小时内每隔 20 分钟重复 1 次。吸入抗胆碱能药物，如异丙托溴铵可阻断节后迷走神经传出支，通过降低迷走神经张力而舒张支气管，其扩张支气管的作用较 β₂ 受体激动药弱，起效也较缓慢，但不良反应很少，可与 β₂ 受体激动药联合吸入治疗，使支气管扩张作用增强并持久，应用 100~150 μg/mL 的溶液 3~4 mL 加入雾化器持续雾化吸入，每 4~6 小时吸入 1 次。吸入糖皮质激素如布地奈德混悬液局部抗炎作用强，通过吸气过程给药，药物直接作用于呼吸道，所需剂量较小。通过消化道和呼吸道进入血液药物的大部分被肝脏灭活，因此全身性不良反应较少。常用剂量为 1~2 mg 每次，每天 2~3 次。

（2）茶碱：首剂氨茶碱 0.25 g 加入 100mL 葡萄糖注射液中静脉滴注或静推（不少于 20 分钟），继而以 0.5~0.8 mg/（kg·h）的速度做静脉持续滴注，建议成人每天氨茶碱总量不超过 1 g。对于老年人、幼儿及肝肾功能障碍、甲亢或同时使用西咪替丁、喹诺酮或大环内酯类抗生素等药物者，应监测氨茶碱血药浓度。多索茶碱的作用与氨茶碱相同，但不良反应较轻，可以应用多索茶碱注射液 0.4 g/d，分 2 次给药。

（3）肾上腺素：对于无心血管疾病的年轻患者可皮下注射 1：1000 肾上腺素 0.3 mL，必要时 1 小时后可重复注射 1 次，但是对于高龄，患有严重高血压病、心律失常的患者需谨慎使用。

（4）硫酸镁：硫酸镁具有平喘的作用，其作用机制尚未明了，可能与降低细胞内钙浓度致气道平滑肌舒张及其镇静作用有关。

对于难以控制的哮喘患者可以考虑静脉应用，常用方法有：①静脉注射。25%硫酸镁 5 mL 加入 40 mL 葡萄糖注射液中静脉注射，20 分钟左右推完。②静脉滴注。25%硫酸镁 10 mL 加入 5%葡萄糖注射液 250 mL，滴速 30~40 滴/分钟，使用该药时，应注意低血压、心跳减慢的发生。

3.糖皮质激素的应用

重症哮喘患者在应用支气管扩张剂的同时，可以从静脉快速给予糖皮质激素，常用氢化可的松每天 400~1000 mg 稀释后静脉分次注射，或甲泼尼龙每天 80~160 mg，也可用地塞米松 5~10 mg 静脉注射，必要时可重复一次。待病情控制和缓解后再逐渐减量。

4.纠正水、电解质及酸碱平衡

哮喘患者常存在不同程度的脱水，使气道分泌物黏稠，痰液难以排出，影响通气，因此补液有助于纠正脱水，稀释痰液，防治黏液栓形成。一般每天输液 2000~2500 mL，或视病情变化随时加减。由于缺氧、过度消耗和入量不足等原因容易出现酸中毒，如果血气分析 pH<7.2 时可根据血气分析里面的二氧化碳分压，适当应用 5%碳酸氢钠溶液静滴处理。所需补碱剂量（mmol）=目标 CO_2 结合力－实测 CO_2 结合力（mmol/L）×0.3×体重（kg）。同时查血电解质，根据结果调整用药以维持酸碱及电解质平衡。如果要立即实施机械通气，补碱应慎重，以避免过度通气又造成呼吸性碱中毒。

5.机械通气

重度和危重哮喘急性发作经过上述药物治疗，临床症状和肺功能无改善甚至继续恶化，应及时给予机械通气治疗。其指征包括神志改变、呼吸肌疲劳、动脉血二氧化碳分压（$PaCO_2$）由低于正常转为正常甚或>45 mmHg。可先采用经鼻（面）罩无创机械通气，若无效应及早行气管插管机械通气。哮喘急性发作机械通气需要较高的吸气压，可使用适当水平的呼气末正压（PEEP）治疗。如果需要过高的气道峰压和平台压才能维持正常通气容积，可试用允许性高碳酸血症通气策略以减少呼吸机相关肺损伤。

6.其他治疗

针对诱发发作的因素和并发症或伴发症进行预防及处理，如及时脱离致敏环境，对于感染导致哮喘加重的患者，应积极行针对性的抗感染以及化痰治疗，同时应对危重哮喘并发症或伴发症进行预防及处理，包括心律失常、颅内高压、脑水肿、消化道出血等。

第三章　心包炎

心包炎是常见的心包疾病，由多种因素引起。心包炎可以单独存在，但更多的还是全身疾病的一部分，或由邻近组织器官疾病蔓延而来。心包炎临床上分为急性和慢性两种，前者常伴有心包渗液，后者又以慢性缩窄性心包炎多见。急性心包炎由于能自愈或被原发疾病的症状掩盖，故临床上能诊断出的急性心包炎（0.07%~0.1%）远较尸检时发现的（2%~6%）为低，男、女之比为 3∶1。慢性缩窄性心包炎在国内的发病率占心脏病的1.25%~1.60%，占各种心包炎的 20.7%，患者发病年龄以 20~30 岁最多，10~20 岁次之，男多于女，其比例约为 1.5∶1。

心包炎尚无特定中医病名与其相对应，临床上仍以病位、结合病性或以主证而确立中医诊断，可属于中医学"心痛""胸痹""悬饮""支饮"等范畴。

第一节　病因病机

一、中医

1.病因

中医认为本病病因有外邪入侵、心包损伤、久病痰饮内生、瘀血痹阻等。

（1）外邪入侵：外邪之中又以风、热、湿、毒以及痨虫为常见。外邪犯肺，心肺同居上焦，肺既受邪，常殃及于心，首犯心包，而发本病。

（2）久痹入心：风寒湿邪反复侵袭肌肤、关节、脉络发而为痹，久痹入心，心阳受累肾阳不足，水饮内停心包，发为本病。

（3）心包损伤：刀枪等锐器刺伤心包，心包受损，不能统血，血液内停，或冠脉介入治疗时损伤冠脉，瘀血溢于脉外，停留心包，引发本病。

（4）久病心衰、肾衰等：心肾阳气不足，阳气不足，脾阳亦见亏虚，水液代谢失调，停聚心包，发为本病。

2.病机

以上各种病因可致湿热浸淫，脾肾阳虚，水液代谢失调，水湿瘀血内停而发为本病。主要机制如下。

（1）湿热浸淫：风、湿、热、毒等外邪入侵，适逢素体脾气虚弱，或体质湿热，湿热之邪内舍于心，心包受邪，发为此病。

（2）血瘀内停：心包受到外力侵袭，心包内血脉受损，血液溢于脉外，变为瘀血，变为本病。

（3）心阳不足，阳虚水泛：痹证或胸痹、心悸等病日久，损及肾阳，脾阳，终可致心脾肾阳虚弱，阴寒内生，阳虚水液不能运化，内停心包，发为本病。

（4）痰饮内停：各种疾病后期，肺脾均伤，肺为水之上源，脾主运化水谷，二脏功能失常，则水液代谢紊乱，停积于内，停留于心包则为本病。

本病的中医病机特点为心气心阳不足，肺失宣降，脾失运化，肾不化水，水饮内停，病位在心，涉及肺、脾、肾。

二、西医

西医学认为心包炎常是某种疾病的部分表现或并发症，可被原发病的临床症状掩盖。病因很多，大致可归纳为感染性与非感染性两大类。

1.感染性心包炎

感染性心包炎可分为结核性心包炎、化脓性（葡萄球菌、绿脓杆菌等）心包炎、病毒性（柯萨奇B病毒、流感病毒、埃可病毒等）心包炎、真菌性（组织胞浆菌、诺卡菌、酵母菌等）心包炎。

2.非感染性心包炎

非感染性心包炎可分为急性非特异性心包炎、肿瘤性心包炎、创伤性心包炎、放射性心包炎、急性心肌梗死或主动脉瘤破裂心包炎、尿毒症性心包炎、黏液性水肿心包炎、胆固醇性心包炎、乳糜性心包炎等。心包的肿瘤，原发性者较少，如间皮瘤；继发性者较多，肺癌易转移至心包引起心包积液。

此外还可能与过敏或自身免疫有关的心包炎，如风湿性（风湿热、系统性红斑狼疮、类风湿关节炎、结节性多动脉炎、硬皮病等）心包炎、心脏损伤后综合征（心肌梗死后综合征、心包切开后综合征）、药物（肼屈嗪、普鲁卡因胺、抗凝治疗、异烟肼、青霉素、米诺地尔等）引起者。由于抗生素的广泛应用，从相对发病率来看，化脓性心包炎、风湿性心包炎已有所减少，而病毒性心包炎、肿瘤性心包炎明显增多，在我国仍以结核性心包炎常见，西方国家则以急性非特异性心包炎为多。

急性炎性反应时，在壁层与脏层之间产生由纤维蛋白、白细胞及少许内皮细胞组成的渗出物，液体无明显增加时为急性纤维蛋白性心包炎（干性）；当渗出物中的水分增多时，称为渗液性心包炎（湿性），多为浆液纤维蛋白性，液量 100~500 mL，呈黄而清的液体，但也可多达 2~3 L。干性者可转为湿性者，渗出液也可为脓性或血性。当渗液迅速积聚和（或）渗液量超过一定的水平时，心包内压力急剧上升，妨碍了心室舒张和充盈，使心排血量降低，动脉收缩压下降；同时心包内压力的增高也影响血液回流到右心，使静脉压升高，这些改变造成了急性心包填塞。急性炎症过后，部分病例出现心包纤维性瘢痕组织形成，进而广泛粘连、增厚、钙化，壁层与脏层融合在一起。钙的沉着使心包更为增厚和僵硬，即成缩窄性心包炎。如果缩窄是由脏层造成，心包腔内仍有渗液，即为渗液缩窄性心包炎，心脏活动受到限制，心肌可以萎缩，心包组织学改变为非特异性；另外，整个心脏和大血管出口处均受到压迫，心房和心室舒张期充盈受阻，由于心脏充盈减少，心排血量下降，导致反射性心动过速以维持心排血量。由于同样原因，典型者表现为体循环瘀血，静脉压升高和液体潴留。

第二节 临床表现

一、症状

1.急性心包炎

除原发疾病的表现外，心包炎本身还有以下常见症状。

（1）心前区痛：多见于急性非特异性心包炎和感染性心包炎，在结核性心包炎及肿瘤性心包炎则不明显。它是最初出现的症状，可轻可重。轻者仅为胸闷，重者呈缩窄性或尖锐性痛。常局限在心前区或胸骨后，可放射至颈部、左肩、左臂、上腹部；呼吸、咳嗽和左侧卧位时加重，变换体位或吞咽时可更明显，坐位及前倾位时减轻。

（2）呼吸困难：是心包渗液时最突出的症状。心包填塞时，可有端坐呼吸、呼吸表浅而快、身躯前倾、发绀、浮肿、乏力、烦躁不安，甚至休克征象。呼吸困难是由肺瘀血、肺或支气管受压所致。

（3）全身症状：发热，与心前区痛同时出现，并有畏寒、汗出、干咳、嘶哑、吞咽困难、烦躁不安、呕逆等，有时与原发病的症状难以区别。

2.慢性心包炎

多起病隐匿，常见于急性心包炎后数月至数十年，典型表现为体循环瘀血，静脉压升高和液体潴留。有不同程度的呼吸困难、腹部膨胀、乏力、肝区疼痛、头晕、食欲不振、体重减轻。极少数病例起病初始症状为心慌，或为水肿。

二、体征

1.急性心包炎

（1）心包摩擦音：是纤维蛋白性心包炎的特异征象。为抓刮样、粗糙的高频音，颇似踩雪音，位于心前区，以胸骨左缘第3、第4肋间最明显，前俯坐时易听到，与杂音不同，它不出现在心音之后，而是盖过心音，较心音为表浅，更接近耳边，呈收缩期、舒张期双相性。一般存在数天至数周，有时只存在数小时。在心包渗液时，如心包两层之间还有些粘连，则仍可听到此音。

（2）渗液性心包炎当积液量在 200~300 mL 以上时可有下列体征：①心绝对浊音界向两侧增大并随体位而变化。②心尖冲动消失或微弱，位于心浊音界左内方。③心音低而遥远，心率增快；少数可听见心包叩击音。④Ewart 征：即背部左肩胛角下呈浊音、语颤增强和可闻及支气管呼吸音，为大量积液时心脏被推移向后，压迫左后下肺，造成压缩性肺不张所致。⑤Rotch 征：胸骨右缘第 3~6 肋间出现实音。⑥颈静脉怒张、肝大、下肢水肿、腹水等。

（3）心脏压塞征：颈静脉怒张，静脉压显著增高；动脉收缩压下降，舒张压不变，脉压减小，重者休克；奇脉（又名吸停脉），即吸气时脉搏搏动幅度明显下降，是对心包积液的诊断有特异性价值的体征，单纯性缩窄性心包炎通常无奇脉，若缩窄性心包炎出现奇脉者，提示心包内仍有积液或合并有慢性肺部疾患。

（4）大量心包渗液即心包填塞征：呼吸困难、心动过速及奇脉。如心包渗液缓慢增加，则血压正常；如迅速增加，尤其是血性液体，则常见：①血压突然下降或休克。②颈静脉显著怒张，Kussmaul 征阳性（吸气时颈静脉更怒张）。③心音低弱、遥远等。称 Beck 三联征。

2.慢性心包炎

（1）心脏受压表现：颈静脉充盈、怒张，肝瘀血性肿大，腹水，胸腔积液，下肢水肿者可发展到全身水肿，伴四肢肌肉慢性萎缩。少数病人有 Kussmaul 征和 Friedreich 征（颈静脉只在心脏舒张早期塌陷）。本病腹水较周围水肿出现得早，且多属大量。迟早发胸腔积液。

（2）心脏体征：心尖冲动不易触及，心浊音界正常或稍增大，心音减低，50%可闻及异常的舒张早期心音，发生在第 2 心音（A2）后 0.09~0.12 秒，呈拍击性质，称心包叩击音。心前区有时可听到舒张中期隆隆样杂音，类似房室瓣狭窄，常见于房室环处的缩窄。心动过速，心律一般为窦性心律，晚期病人可出现心房纤颤，动脉压减低，脉压变小；35%有奇脉。

三、常见并发症

心包炎常见的并发症主要有心律失常、心力衰竭等。

第三节　实验室和其他辅助检查

一、实验室检查

感染性者常见白细胞计数增加及血沉增快等；化脓性者心包积液外观呈脓性，涂片或培养可查出致病菌。

二、X线

心包积液量小于 250 mL 时，可无明显异常，积液量大于 250 mL 时，心脏阴影向两侧普遍性增大，呈烧瓶形或梨形，心缘正常轮廓消失；心影形状随体位而改变，卧位时心底增宽；心脏搏动减弱或不见。上腔静脉影增宽，右侧心膈角呈锐角。肺野清晰有助于与心力衰竭鉴别。慢性心包炎心影正常或轻度增大，心影可呈三角形或球形，左右心缘变直，上腔静脉影增宽，大多数缩窄性心包炎可见到心包钙化，常呈不规则的环状。如缩窄局限于房室沟，可伴双房扩大。X线透视或 T 波摄影可见心脏搏动减弱或消失。心血管造影能显示各心腔的大小和在心动周期中形态的变化，从而估计心包的厚度和缩窄的程度。计算机断层摄影对心包增厚具有相当高的分辨率，若心包壁层只增厚 0.5~2 cm，图像曲线呈现致密组织现象，可提示增厚。磁共振成像可分辨心包增厚以及有无缩窄存在。

三、心电图

急性心包炎的心电图改变主要因心外膜下心肌受累而引起：①除 avR 导联外，普遍导联 ST 段弓背向下抬高，T 波高尖。②数小时至数周后，ST 段回到基线，T 波平坦或倒置。③T 波改变常持续数周至数月，后渐恢复正常，有时仍留轻度异常。④心包渗液时可有 QRS 波低电压。⑤心脏压塞或大量渗液时可见电交替（心脏在渗液中悬浮摆动）。⑥无病理性 Q 波。⑦心律失常多为窦性心动过速、房性期前收缩或房颤。慢性心包炎心电图呈非特异性改变，QRS 波低电压，T 波低平或倒置。P 波可呈双峰或增宽。

四、超声心动图检查

超声心动图检查准确、安全、简单，可在床边进行。正常心包腔内可有 20~30 mL 的液体起润滑作用，超声心动图常难以发现。如整个心动周期均有心脏后液性暗区，则心包内至少有 50 mL 液体，可确诊为心包积液。舒张末期右心房和右心室受压出现塌陷现象是诊断心脏压塞的敏感而特异的征象。慢性心包炎超声心动图具有以下特点：①心包增厚，可呈双线或多条平行线，但此乃增益依赖性，并不可靠。②左室后壁舒张运动平坦，运动小于 1 mm。③室间隔矛盾运动。④心室舒张期扩张幅度逐渐减少至消失。⑤上、下腔静脉和肝静脉扩张，伴呼吸运动受限。⑥双房或单房扩大。

五、磁共振成像

磁共振成像能清晰地显示心包积液的容量和分布情况，并可分辨积液的性质，如非出血性渗液大都是低信号强度；尿毒症、外伤、结核性液体内含蛋白和细胞较多，可见中或高强度的信号。

六、心包穿刺

心包穿刺适用于了解心包填塞程度及通过心包积液的生化、培养、细胞学分析等及进行心包积液的病因学诊断。心包积液测定腺苷脱氨基酶（ADA）活性≥30 U/L，对诊断结核性心包炎具有高度特异性。

七、心包活检

主要指征是病因不明而持续时间较长的心包积液，通过心包组织学、细菌学等检查以明确病因。

八、右心导管检查

慢性心包炎时本检查有以下特点：①右心房、右心室、肺毛细血管楔嵌压升高。②右心房压力曲线呈"M型"或"W"形，由增高的 a、V 波和加深的 Y 波和正常的 X 波形成。③右心室收缩压轻度升高，并呈下陷高原波形。

九、心音图

于心尖部及胸骨左缘第 3、第 4 肋间可录得心包叩击音的波形，该波形在缩窄性心包炎中发生率约为 70%。

第四节 诊断要点

一、急性心包炎

（1）有心前区疼痛和（或）呼吸困难、心动过速、发绀、腹水、浮肿、腹痛、奇脉等征。

（2）心前区心包摩擦音；或心浊音界向双侧扩大，心尖冲动与心浊音界不相称，位于心浊音界左内方；心音低而遥远。

（3）心电图有典型 ST 段和 T 波的改变，和（或）超声心动图发现心包积液，及（或）X 线发现心脏呈烧瓶样等改变。

具有上述第 2、第 3 项任一项，参考第 1 项即可诊断，但往往不能明确其病因，此时需结合各急性心包炎病因类型的特征，以及心包穿刺、心包活检等以进一步明确其病因，为治疗提供参考。风湿性、结核性、化脓性以及非特异性心包炎是急性心包炎常见的 4 种情况。

二、慢性心包炎

（1）有体循环瘀血体征，如颈静脉怒张、肝大、腹水等，而无显著心脏扩大或心瓣膜杂音时，应考虑本病。

（2）若过去有急性心包炎病史，体检见心脏搏动减弱，可闻及心包叩击音，脉压小，再结合 X 线、心电图、右心导管等检查，诊断并不困难。

第五节　鉴别诊断

一、急性心肌梗死

急性非特异性心包炎胸痛剧烈时，应与急性心肌梗死相鉴别。前者起病前常有上呼吸道感染史，疼痛因呼吸、咳嗽或体位改变明显加剧，早期出现心包摩擦音，血清谷草转氨酶、乳酸脱氢酶和肌酸磷酸激酶正常，心电图无病理性 Q 波；后者发病年龄较大，常有心绞痛或心梗病史，心包摩擦音出现于病后 3~4 天，心电图有病理性 Q 波、弓背向上的 ST 段抬高和 T 波倒置等改变，常有严重的心律失常和心脏传导阻滞，并有心肌酶学的动态改变。

二、其他疾病

出现心包积液时，应与扩张型心肌病相鉴别，后者心界虽也有扩大，但心音清晰，无奇脉，超声波检查无液平面，不难区别；当出现心包填塞症状时，应与右心衰竭的体循环瘀血相鉴别，后者心尖冲动位置与心浊音界相一致，无心音遥远，无奇脉，超声波无液平面，与本病有别。

<h1 style="text-align:center">第六节　治疗</h1>

心包炎形成原因复杂多样，因此首先要做病因治疗，根据不同的病因给予不同的治疗，例如因感染引起者，应确定其致病菌，然后给予相应的治疗。对症治疗也是心包炎的重要治疗，例如胸痛的治疗、心包填塞的解除等。对于积液量不多者，可以单独行中医辨证治疗，效果满意且不会发生激素的不良反应，无积液渗出反跳现象；对于大量心包积液出现心包填塞，以及缩窄性心包炎、心包缩窄严重影响心功能及血液循环者，则应中西医结合治疗，待病情缓解之后再用中药进行调理以巩固疗效。

一、辨证治疗

心包炎的治疗以急性期治标、慢性期治本或标本兼治为原则。根据心包炎不同的病因、不同的临床表现，可以分为下列 7 个基本证型，然后根据不同的证型给予不同的治疗。大体上急性期以清热解毒、涤痰逐饮为主；慢性期以温阳逐饮、涤痰活血为主。

1.外邪犯心

证候特点：发热，心悸，胸痛，胸闷，咳嗽气短，全身骨节酸痛，烦躁汗出，舌红苔黄腻或白腻，脉浮数或滑数或结代。

治法：疏风清热，宣肺开胸。

推荐方剂：银翘散加减。

基本处方：金银花、连翘各 15 g，牛蒡子、淡竹叶、桔梗各 12 g，芦根 20 g，荆芥、薄荷（后下）各 6 g，甘草 6 g，黄芩 18 g，赤芍 15 g，丹参 20 g。每天 1 剂，水煎服。

加减法：风热偏盛者加桑叶、菊花各 12 g 以疏风清热；湿邪偏重者加木防己 15 g、薏苡仁 30 g 以利湿；痰热壅盛者加浙贝母、瓜蒌仁各 15 g 以清热化痰；伤阴明显者去淡竹叶，并加沙参、麦门冬各 15 g 以养阴生津。

2.热毒壅心

证候特点：身热凛寒，胸闷，胸痛，心悸怔忡，咳嗽气急，持续不缓，舌红苔黄，脉数有力。

治法：清热解毒，活血止痛。

推荐方剂：仙方活命饮加减。

基本处方：白芷8g，当归尾10g，皂角刺8g，穿山甲10g，乳香6g，没药6g，浙贝母15g，赤芍15g，连翘、金银花各15g，天花粉18g，蒲公英25g，甘草6g。每天1剂，水煎服。

加减法：肝火偏盛者加黄芩、柴胡、龙胆草各10g以清肝泻火；热伤阴津见口干烦热者加生地黄、玄参、麦门冬各15g以养阴生津。

3.痨虫疰心

证候特点：午后低热，五心烦热，心悸气短，动则加剧，咳嗽，痰中带血，自汗或盗汗，身倦懒言，舌红少津，脉细数或兼促结代。

治法：养阴清热，补虚杀虫。

推荐方剂：月华丸加减。

基本处方：生地黄、熟地黄各12g，天门冬15g，麦门冬12g，沙参15g，茯苓、山药各15g，百部15g，阿胶（另烊）12g，三七末（冲）3g，川贝末（冲）3g。每天1剂，水煎服。

加减法：肺阴亏虚者，去熟地黄、茯苓，加玉竹、百合各20g滋补肺阴；痰中带血丝可去熟地黄、茯苓，加仙鹤草20g、侧柏叶15g、白及15g等宁血止血；低热可去熟地黄、阿胶，酌加银柴胡12g、地骨皮18g、青蒿（后下）10g以清热除蒸。

4.湿热蕴心

证候特点：发热，胸痛，心悸，气急，关节红肿热痛，口干口苦，烦闷不安，小便黄赤，舌红，苔黄浊或腻，脉象滑数。

治法：清热利湿，宣痹复脉。

推荐方剂：宣痹汤合生脉散加减。

基本处方：木防己 15 g，蚕沙 12 g，连翘 15 g，黄檗 12 g，赤芍 12 g，薏苡仁 30 g，牡丹皮 12 g，忍冬藤 25 g，太子参 20 g，麦门冬 15 g，五味子 6 g，甘草 6 g。每天 1 剂，水煎服。

加减法：兼气滞血瘀者加桃仁 12 g、丹参 20 g、红花 15 g 以活血化瘀；关节疼痛剧烈，加老桑枝 30 g、香附 15 g、秦艽 15 g 以通痹止痛。

5.湿浊淫心

证候特点：胸痛，或胸闷气憋，呃逆喘息，痰多，不能平卧，头昏心悸，肢体浮肿，小便短少，舌苔腻，脉濡滑或滑数。

治法：利湿蠲饮，开胸通阳。

推荐方剂：葶苈大枣泻肺汤合苓桂术甘汤加减。

基本处方：葶苈子、大枣各 12 g，茯苓皮 30 g，生姜皮、瓜蒌皮各 15 g，桂枝 12 g，白术 15 g，白芥子 10 g，车前子、泽泻各 15 g，甘草 6 g。每天 1 剂，水煎服。

加减法：兼气短乏力者加黄芪、党参各 20 g 以补气；兼血瘀见心胸疼痛明显、胁下有痞块、舌质紫黯者，加桃仁 12 g、延胡索 15 g、三七末（冲服）3 g 以活血祛瘀；伴腹胀纳呆、口淡无味者，加橘皮 12 g、砂仁（后下）12 g、莱菔子 15 g 以行气健脾消食。

6.痰热陷心

证候特点：身热面赤，胸闷胸痛，呼吸急促，咳咯黄痰，便秘，尿黄，舌红苔黄腻，脉象滑数。

治法：清热化痰，开胸散结。

代表方剂：小陷胸汤加味。

基本处方：黄连 9 g，大黄 6 g，竹茹 12 g，法半夏 12 g，牡丹皮 12 g，柴胡 12 g，瓜蒌皮 15 g，赤芍 15 g，麦门冬 15 g，金银花 15 g，甘草 6 g。每天 1 剂，水煎服。

加减法：热盛者加黄芩 15 g、鱼腥草 25 g 以清热；痰盛者加桔梗 15 g、浙贝母 15 g 以除痰；心胸翳痛者加丝瓜络 18 g、延胡索 15 g、三七末（冲服）3 g 以活血通络止痛。

7.瘀血结心

证候特点：心前区刺痛，心悸怔忡，胸闷气短，喘息不能平卧，夜间加剧，甚者持续不缓；或伴口唇青紫，胁下痞块，舌质青紫晦暗，脉沉或涩，或结代。

治法：活血化瘀，通络止痛。

推荐方剂：血府逐瘀汤合失笑散加减。

基本处方：桃仁 12 g，赤芍 15 g，生地黄 15 g，桔梗 12 g，丹参 15 g，当归 9 g，川红花 6 g，柴胡 12 g，枳实 10 g，五灵脂、蒲黄各 10 g，甘草 6 g。每天 1 剂，水煎服。

加减法：伴肝气郁结，情志不遂，或胁下痞块者，加延胡索、郁金各 12 g 以疏肝理气止痛；瘀甚胸痛者加延胡索 15 g、三七末（冲服）3~7 g 以活血止痛；心悸怔忡明显者加酸枣仁 18 g、生龙齿（先煎）20 g 以宁心定悸；夹痰者加瓜蒌皮 15 g，薤白、法半夏各 12 g 以化痰宽胸。

二、其他治疗

1.中成药使用方法

（1）清开灵注射液：40 mL 加入 5%葡萄糖注射液 250 mL 中，静脉滴注，每天 1 次。

（2）穿琥宁注射液：400 mg 加入 5%葡萄糖注射液 250 mL 中，静脉滴注，每天 1 次。

（3）鱼腥草注射液：40 mL 加入 5%葡萄糖注射液 250 mL 中，静脉滴注，每天 1 次。

（4）抗病毒口服液：每次 1 支，每天 3 次。

（5）双黄连口服液：每次 1 支，每天 3 次。

以上 5 种药适用于心包炎外邪犯心、热毒壅心、湿热蕴心、痰热陷心等证型。

（6）百部丸每次 1 丸，每天 3 次。

（7）大补阴丸每次 1 丸，每天 3 次。

以上 2 种药适用于心包炎痨虫痓心者。

（8）川芎嗪注射液 80 mg 加入 5%葡萄糖注射液 250 mL 中，静脉滴注，每天 1 次。

（9）三七末（冲服）每次 3 g，每天 3 次。

（10）复方丹参片每次 3 片，每天 3 次。

以上 3 种药适用于心包炎瘀血结心者。

2.体针

（1）取心俞、巨阙、肾俞、脾俞、丰隆、气海为主穴，取委阳、三焦俞为配穴。补法行针，留针 15 分钟，中间捻针 2~3 次。每天 1 次，7 天为 1 个疗程。适用于本病湿浊淫心、咳逆喘息者。

（2）选穴心俞、巨阙、膈俞、内关、郄门、尺泽、天池、大陵、神门、曲泽、复溜、水泉、阴陵泉、水道等，每次选用 6~7 个穴。平补平泻法行针，得气后留针 15 分钟，中间捻针 2~3 次，每天或隔天 1 次，10 次为 1 个疗程。适用于本病湿浊淫心者。

（3）取穴大椎、曲池，泻法行针，得气后捻转 3 次，共留针 20 分钟。每天 1 次，5 天为 1 个疗程。用于本病发热明显者。

（4）取穴厥阴俞、心俞、膻中、内关等，平补平泻法行针，得气后留针 15~20 分钟，其间捻转 3~5 次。每天 1 次，10 次为 1 个疗程。适用于本病心阴虚者。

（5）取穴天突、心俞、巨阙、内关、列缺、丰隆、膻中、气海等，每次 4~6 个穴，泻法行针，得气后留针 20 分钟，其间捻转 5 次。每天 1 次，7 次为 1 个疗程。适用于痰热陷心患者。

（6）取内关、神门、心俞、厥阴俞为主穴；取素髎、大椎、关元、足三里为配穴。主穴每次取 2 个穴，配穴每次取 1~2 个穴，交替使用。用补法或平补平泻法，得气后留针 5~20 分钟。每天或隔天 1 次，7 次为 1 个疗程。适用于心包炎湿浊淫心、心阳不振者。

（7）取心俞、巨阙、心平（少海穴下 3 寸）或厥阴俞、膻中，内关，加配膈俞或血海，进针后刮针 2 分钟，四肢胸腹得气后留针 20 分钟。每天或隔天 1 次，10 次为 1 个疗程。适用于心包炎瘀血结心者。

3.耳穴疗法

（1）取皮质下、内分泌、神门、交感、肾等穴，或取压痛敏感点，采用埋针或胶布固定王不留行籽，每天按压 3~4 次，每次 5 分钟，保留 3 天后换针或换药。适用于心包炎湿浊淫心者。

（2）取肺、心、神门、肾上腺等穴，埋针，或胶布固定王不留行籽，每天按压 2~3 次，每次 5 分钟，保留 3~5 天。适用于本病湿浊淫心、痰热陷心者。

（3）取交感、神门、胸、内分泌等穴，使用方法同上，适用于心包炎瘀血结心者。

4.气功疗法

开始可练静功，如放松功、虚明功等，也可配合摩胸呵字气功，或理心导气功。恢复期练通任督导引功。据体力而定，不可过劳。

5.推拿疗法

按心俞、内关、膻中、鱼际以及灵墟（左）、屋翳（左）、天池（左）等穴。

6.理疗疗法

可取心俞、脾俞、肾俞、巨阙、气海等穴，频谱仪弱刺激远距离照射，每次 15~20 分钟，每天 1~2 次，有利于痰饮之消散、胸阳之振达、脉络之通畅。适用于心包炎湿浊淫心、瘀血结心者。

7.砭石综合疗法

①砭毯温阳。将砭毯先置于于双下肢内侧 30 分钟。电热毯上加热至砭毯有温热感（约 39℃），患者卧于砭毯上以温阳。②刮痧泄浊。患者俯卧于砭毯，术者取砭刮在脊柱两侧旁开 1.5 寸及 3 寸膀胱经循行部位，由背部向腰部方向刮痧至皮肤发红为度，刮毕患者仰卧于砭毯上。③针灸。取穴：中脘、水分、关元、天枢、大横、带脉、阴陵泉、三阴交、太溪、水泉、公孙，以上各穴先泻后补，留针 30 分钟。④运水。将大砭石 2 块置于 45℃温水加热 10 分钟，取出温砭置于双下肢内侧 30 分钟。每天 1 次。

三、西医治疗

本病的病因较多，临床上应尽量明确病因以利于治疗；出现急性心包填塞应及时进行心包穿刺抽液；缩窄性心包炎内科治疗效果欠佳时应争取手术治疗。

1.病因治疗

风湿性心包炎时应加强抗风湿治疗，一般予肾上腺皮质激素与水杨酸制剂联合治疗；结核性心包炎时应及早给予抗结核治疗，并给予足够的剂量和较长的疗程，直至结核活动停止后 1 年左右再停药；化脓性心包炎时应选用足量对致病菌有效的抗生素，并反复心包穿刺抽脓和心包腔内注入抗生素，如疗效不显著，应及早考虑心包切开引流；非特异性心包炎时使用肾上腺皮质激素可能有效。

2.对症治疗

如胸痛者给予阿司匹林 0.5~1 g 口服，每天 3 次；吲哚美辛 25~50 mg 口服，每天 3 次；索米去痛片 0.5 g 口服，每天 3 次。疼痛剧烈难忍者可临时给予可待因 15 mg 口服；或肌注哌替啶 50~100 mg，每 6~8 小时 1 次；或吗啡 5~10 mg 皮下注射，每 6~8 小时 1 次；或在星状神经节封闭。应该注意可待因、哌替啶及吗啡均不宜长久使用，慎防成瘾；纤维蛋白性心包炎忌用抗凝剂，因可能致心包出血。如有水肿和（或）渗液性心包炎者，予利尿消肿，如氢氯噻嗪 25~50 mg 口服，每天 3 次；氨苯蝶啶 50~100 mg 口服，每天 3 次；或螺内酯 20 mg 口服，每天 3 次。心包积液顽固及严重者可予呋塞米 20 mg 口服，或 20 mg 肌注，每天 2 次，或 20~60 mg 静脉注射，每天 1 次；亦可山梨醇 250mL 静脉滴注，隔天 1 次。

3.心包切开引流

用于：①治疗有明显心包填塞症状者。②治疗经心包穿刺排脓不畅，仍有全身中毒症状者。③心包腔内直接注射抗生素以治疗化脓性心包炎。④注射化疗药物（如顺铂加地塞米松加生理盐水或丝裂霉素加 5 FU 加卡铂加地塞米松等），以治疗癌性心包积液。

4.心包剥离术　为慢性心包炎主要的有效治疗措施，宜早期进行，可降低死亡发生率，75%的患者症状可获明显改善。心包感染已基本控制者应及早争取手术；结核性者宜在结核活动静止后进行手术。术前须改善患者一般情况，严格休息，限制钠盐摄入，使用利尿剂或抽除胸、腹积液，必要时少量多次输血；有心衰或快速房颤者可适量应用洋地黄。手术时心包应尽量剥离，尤其两心室的心包必须彻底剥离。术后心脏负担不应过重，可逐渐增加活动量。

第四章　神经系统疾病的中西医治疗

第一节　脑出血

脑出血（ICH）也称脑溢血，系指原发性非外伤性脑实质内出血，故又称原发性或自发性脑出血。脑出血系脑内的血管病变破裂而引起的出血，绝大多数是高血压伴发小动脉微动脉瘤在血压骤升时破裂所致，称为高血压性脑出血。主要病理特点为局部脑血流变化、炎症反应，以及脑出血后脑血肿的形成和血肿周边组织受压、水肿、神经细胞凋亡。80%的脑出血发生在大脑半球，20%发生在脑干和小脑。脑出血起病急骤，临床表现为头痛、呕吐、意识障碍、偏瘫、偏身感觉障碍等。在所有脑血管疾病患者中，脑出血约占 20%~30%，年发病率为 60/10 万~80/10 万，急性期病死率为 30%~40%，是病死率和致残率很高的常见疾病。该病常发生于 40~70 岁，其中>50 岁的人群发病率最高，达 93.6%，但近年来发病年龄有越来越年轻的趋势。

根据本病的临床表现，可归属于中医学"中风""仆击""偏枯""薄厥""大厥""卒中"等范畴。2006 年中国中西医结合学会神经科专业委员会制定的《脑梗死和脑出血中西医结合诊断标准（试行）》定为："无论是脑梗死或脑出血，按其临床表现多属于中医学中风病范畴，统称为脑卒中。"

一、病因与发病机制

（一）中医病因病机

1.风火上炎

素体阳盛，性情急躁，肝火旺盛；或郁怒伤肝，肝郁化火，亢而动风，风火上炎，鼓荡气血上冲犯脑，脑脉受损，血溢出脑脉，遂成出血性中风。

2.风痰瘀阻

素体肥胖，或过食肥甘醇酒致脾胃受伤，脾运失调，水湿运化失司而致痰湿内生。若烦劳过度，致使阳气升张，引动风阳，内风旋动，夹痰逆于清窍，损伤脑脉，血妄行于脉外而产生脑溢血。

3.痰热腑实

过食肥甘醇酒辛辣，致脾胃受伤；或素体肝旺，克伐脾土，脾运失调，水湿运化失司而致痰湿内生，郁久化热，形成痰热互结；或肝郁化火，灼津成痰，痰热互结，遂成痰热腑实，腑气不通，气逆上冲，破损脑脉，血溢出脑脉，则发为脑出血。

4.气虚血瘀

年老体弱，或久病气虚，气不摄血，血不循经，溢出脑脉，离经之血聚而不散成为瘀血，阻闭脑窍，脑神失用，猝然昏仆而中风。

5.阴虚风动

"年四十而阴气自半，起居衰矣。"年老体弱，或久病气血亏损，阴气耗伤；或劳倦伤肾，肾精亏损，水不涵木，肝肾阴虚，则阴不制阳，虚风动越，上扰脑脉，脉道受损，血不循经而外溢，发为脑出血。

6.痰湿蒙神

脾为生痰之源，各种原因导致脾运失健，水湿运化失司而致痰湿内生，若情志过极，扰乱气机，痰湿上扰，蒙蔽清窍，损伤脑脉，血溢脉外，即发生脑出血。

7.痰热内闭

素体痰盛，五志过极，阳亢风动，夹痰夹火，横窜经络，上窜脑脉，迫血妄行，溢出脑脉，蒙蔽清窍而卒中。

8.元气败脱

年老体衰，或风火、痰湿、痰火上扰清窍，脑脉受损而血外溢；或瘀血阻闭清窍，发生重症脑出血，致元气败脱，阴阳不相维系而离决，神明散乱，则生命危在旦夕。

（二）西医病因及发病机制

1.病因

高血压及高血压合并小动脉硬化是 ICH 的最常见病因，约 95%的 ICH 患者患有高血压。其他病因有先天性动静脉畸形或动脉瘤破裂、脑动脉炎血管壁坏死、脑瘤出血、血液病并发脑内出血、Moyamoya 病、脑淀粉样血管病变、梗死性脑出血、药物滥用、抗凝或溶栓治疗等。

2.发病机制

尚不完全清楚，与下列因素相关。

（1）高血压：持续性高血压引起脑内小动脉或深穿支动脉壁脂质透明样变性和纤维蛋白样坏死，使小动脉变脆，血压持续升高引起动脉壁疝或内膜破裂，导致微小动脉瘤或微夹层动脉瘤。血压骤然升高时血液自血管壁渗出或动脉瘤壁破裂，血液进入脑组织形成血肿。此外，高血压引起远端血管痉挛，导致小血管缺氧坏死、血栓形成、斑点状出血及脑水肿，继发脑出血，可能是子时高血压脑出血的主要机制。脑动脉壁中层肌细胞薄弱，外膜结缔组织少且缺乏外层弹力层，豆纹动脉等穿动脉自大脑中动脉近端呈直角分出，受高血压血流冲击易发生粟粒状动脉瘤，使深穿支动脉成为脑出血的主要好发部位，故豆纹动脉外侧支称为出血动脉。

（2）淀粉样脑血管病：它是老年人原发性非高血压性脑出血的常见病因，好发于脑叶，易反复发生，常表现为多发性脑出血。发病机制不清楚，可能为血管内皮异常导致渗透性增加，血浆成分包括蛋白酶侵入血管壁，形成纤维蛋白样坏死或变性，导致内膜透明样增厚，淀粉样蛋白沉积，使血管中膜、外膜被淀粉样蛋白取代，弹性膜及中膜平滑肌消失，形成蜘蛛状微血管瘤扩张，当情绪激动或活动诱发血压升高时血管瘤破裂可引起出血。

（3）其他因素：血液病如血友病、白血病、血小板减少性紫癜、红细胞增多症、镰状细胞病等可因凝血功能障碍引起大面积脑出血。肿瘤内异常新生血管破裂或侵蚀正常脑血管也可导致脑出血。维生素 B_1、维生素 C 缺乏或毒素（如砷）可引起脑血管内皮细胞坏死，导致脑出血，出血灶特点通常为斑点状而非融合成片。结节性多动脉炎、病毒性和立克次体性疾病等可引起血管床炎症，炎症致血管内皮细胞坏死、血管破裂发生脑出血。脑内小动、静脉畸形破裂可引起血肿，脑内静脉循环障碍和静脉破裂亦可导致出血。血液病、肿瘤、血管炎或静脉窦闭塞性疾病等所致脑出血亦常表现为多发性脑出血。

脑出血后脑水肿的发生机制：脑出血后机体和脑组织局部发生一系列病理生理反应，其中自发性脑出血后最重要的继发性病理变化之一是脑水肿。由于血肿周围脑组织形成水肿带，继而引起神经细胞及其轴突的变性和坏死，成为患者病情恶化和死亡的主要原因之一。目前认为，ICH 后脑水肿与占位效应、血肿内血浆蛋白渗出和血凝块回缩、血肿周围继发缺血、血肿周围组织炎症反应、水通道蛋白-4（AQP-4）及自由基级联反应等有关。①占位效应：主要是通过机械性压力和颅内压增高引起。巨大血肿可立即产生占位效应，造成周围脑组织损害，并引起颅内压持续增高。早期主要为局灶性颅内压增高，随后发展为弥漫性颅内压增高，而颅内压的持续增高可引起血肿周围组织广泛性缺血，并加速缺血组织的血管通透性改变，引发脑水肿形成。同时，脑血流量降低、局部组织压力增加可促发血管活性物质从受损的脑组织中释放，破坏血—脑屏障，引发脑水肿形成。因此，血肿占位效应虽不是脑水肿形成的直接原因，但可通过影响脑血流量、周围组织压力以及颅内压等因素，间接地在脑出血后脑水肿形成机制中发挥作用。②血肿内血浆蛋白渗出和血凝块回缩：血肿内血液凝结是脑出血超急性期血肿周围组织脑水肿形成的首要条件。在正常情况下，脑组织细胞间隙中的血浆蛋白含量非常低，但在血肿周围组织细胞间隙中却可见血浆蛋白和纤维蛋白聚积，这可导致细胞间隙胶体渗透压增高，使水分渗透到脑组织内形成水肿。此外，血肿形成后由于血凝块回缩，使血肿腔静水压降低，这也将导致血液中的水分渗透到脑组织间隙形成水肿。凝血连锁反应激活、血凝块回缩（血肿形成后血块分离成 1 个红细胞中央块和 1 个血清包绕区）以及纤维蛋白沉积等，在脑出血后血肿周围组织脑水肿形成中发挥着重要作用。血凝块形成是脑出血血肿周围组织脑水肿形成的必经阶段，而血浆蛋白（特别是凝血酶）则是脑水肿形成的关键因素。③血肿周围继发缺血：脑出血后血肿周围局部脑血流量显著降低，而脑血流量的异常降低可引起血肿周围组织缺血。一般脑出血后 6~8 小时，血红蛋白和凝血酶释出细胞毒性物质，兴奋性氨基酸释放增多等，细胞内钠聚集，则引起细胞毒性水肿；出血后 4~12 小时，血—脑屏障开始破坏，血浆成分进入细胞间液，则引起血管源性水肿。同时，脑出血后形成的血肿在降解过程中，产生的渗透性物质和缺血的代谢产物，也使组织间渗透压增高，促进或加重脑水肿，从而形成血肿周围半暗带。④血肿周围组织炎症反应：脑出血后血肿周围中性粒细胞、巨噬细胞和小胶质细胞活化，血凝块周围活化的小胶质细胞和神经元中白细胞介素-1（IL-1）、白细胞介素-6（IL-6）、细胞间黏附因子-1（ICAM-1）和肿瘤坏死因子-α（TNF-α）表达增加。临床研究采用双抗夹心酶联免疫吸附试验检测 41 例脑出血患者脑脊液 IL-1 和 S100 蛋白含量发现，急性患者脑脊液 IL-1 水平显著高于对照组，提示 IL-1 可能促进了脑水肿和脑损伤的发展。ICAM-1 在中枢神经系统中分布广泛。Gong 等的研究证明，脑出血后 12 小时神经细胞开始表达 ICAM-1，3 日达高峰，持续 10 日逐渐下降；脑出血后 1 日时血管内皮开始表达 ICAM-1，7 日达高峰，持续 2 周。表达 ICAM-1 的白细胞活化后能产生大量蛋白水解酶，特别是基质金属蛋白酶（MMP），促使血—脑屏障通透性增加，血管源性脑水肿形成。⑤水通道蛋白-4（AQP-4）与脑水肿：过去一直认为水的跨膜转运是通过被动扩散实现的，而水通道蛋白（aqua-porin；AQP）的发现完全改变了这种认识。现在认为，水的跨膜转运实际上是一个耗能的主动过程，是通过 AQP 实现的。AQP 在脑组织中广泛存在，可能是脑脊液重吸收、渗透压调节、脑水肿形成等生理、病理过程的分子生物学基础。迄今已发现的 AQP 至少存在 10 种亚型，其中 AQP-4 和 AQP-9 可能参与血肿周围脑组织水肿的形成。实验研究脑出血后不同时间点大鼠脑组织 AQP-4 的表达分布发现，对照组和实验组未出血侧 AQP-4 在各时间点的表达均为弱阳性，而水肿区从脑出血后 6 小时开始表达增强，3 日时达高峰，此后逐渐回落，1 周后仍明显高于正常组。另外，随着出血时间的推移，出血侧 AQP-4 表达范围不断扩大，表达强度不断增强，并且与脑水肿严重程度呈正相关。以上结果提示，脑出血能导致细胞内外水和电解质失衡，细胞内外渗透压发生改变，激活位于细胞膜上的 AQP-4，进而促进水和电解质通过 AQP-4 进入细胞内导致细胞水肿。⑥自由基级联反应：脑出血后脑组织缺血缺氧发生一系列级联反应造成自由基浓度增加。自由基通过攻击脑内细胞膜磷脂中多聚不饱和脂肪酸和脂肪酸的不饱和双键，直接造成脑损伤发生脑水肿，同时引起脑血管通透性增加，亦加重脑水肿从而加重病情。

二、病理

肉眼所见：脑出血病例尸检时脑外观可见到明显动脉粥样硬化，出血侧半球膨隆肿胀，脑回宽、脑沟窄，有时可见少量蛛网膜下腔积血，颞叶海马与小脑扁桃体处常可见脑疝痕迹，出血灶一般在 2~8 cm 左右，绝大多数为单灶，仅 1.8%~2.7% 为多灶。常见的出血部位为壳核出血，出血向内发展可损伤内囊，出血量大时可破入侧脑室。丘脑出血时，血液常穿破第三脑室或侧脑室，向外可损伤内囊。脑桥和小脑出血时，血液可穿破第四脑室，甚至可经中脑导水管逆行进入侧脑室。原发性脑室出血，出血量小时只侵及单个脑室或多个脑室的一部分；大量出血时全部脑室均可被血液充满，脑室扩张积血形成铸型。脑出血血肿周围脑组织受压，水肿明显，颅内压增高，脑组织可移位。幕上半球出血，血肿向下破坏或挤压丘脑下部和脑干，使其变形、移位和继发出血，并常出现小脑幕疝；如中线部位下移可形成中心疝；颅内压增高明显或小脑出血较重时均易发生枕骨大孔疝，这些都是导致患者死亡的直接原因。急性期后，血块溶解，含铁血黄素和破坏的脑组织被吞噬细胞清除，胶质增生，小出血灶形成胶质瘢痕，大者形成囊腔，称为中风囊，腔内可见黄色液体。

显微镜观察可分为三期：①出血期。可见大片出血，红细胞多新鲜。出血灶边缘多出现坏死。软化的脑组织，神经细胞消失或呈局部缺血改变，常有多形核白细胞浸润。②吸收期。出血 24~36 小时即可出现胶质细胞增生，小胶质细胞及来自血管外膜的细胞形成格子细胞，少数格子细胞含铁血黄素。星形胶质细胞增生及肥胖变性。③修复期。血液及坏死组织渐被清除，组织缺损部分由胶质细胞、胶质纤维及胶原纤维代替，形成瘢痕。出血灶较小可完全修复，较大则遗留囊腔。血红蛋白代谢产物长久残存于瘢痕组织中，呈现棕黄色。

三、临床表现

（一）症状与体征

1.意识障碍

多数患者发病时很快出现不同程度的意识障碍，轻者可呈嗜睡状态，重者可致昏迷。

2.高颅压征

表现为头痛、呕吐。头痛以病灶侧为重，意识蒙或浅昏迷者可见患者用健侧手触摸病灶侧头部；呕吐多为喷射性，呕吐物为胃内容物，如合并消化道出血可为咖啡色样物。

3.偏瘫

病灶对侧肢体瘫痪。

4.偏身感觉障碍

病灶对侧肢体感觉障碍，主要是痛觉、温度觉减退。

5.脑膜刺激征

见于脑出血已破入脑室、蛛网膜下腔以及脑室原发性出血之时，可有颈项强直或强迫头位，Kernig 征阳性。

6.失语症

优势半球出血者多伴有运动性失语症。

7.瞳孔与眼底异常

瞳孔可不等大、双瞳孔缩小或散大。眼底可有视网膜出血和视盘水肿。

8.其他症状

如心律不齐、呃逆、呕吐咖啡色样胃内容物、呼吸节律紊乱、体温迅速上升及心电图异常等变化。脉搏常有力或缓慢，血压多升高，可出现肢端发绀，偏瘫侧多汗，面部苍白或潮红。

（二）不同部位脑出血的临床表现

1.基底节区出血为脑出血中最多见者，约占 60%~70%。其中壳核出血最多，约占脑出血的 60%，主要是豆纹动脉尤其是其外侧支破裂引起；丘脑出血较少，约占 10%，主要是丘脑穿动脉或丘脑膝状体动脉破裂引起；尾状核及屏状核等出血少见。虽然各核出血有其特点，但出血较多时均可侵及内囊，出现一些共同症状。现将常见的症状分轻、重两型叙述如下。

（1）轻型：多属壳核出血，出血量一般为数毫升至 30 mL，或为丘脑小量出血，出血量仅数毫升，出血限于丘脑或侵及内囊后肢。患者突然头痛、头晕、恶心呕吐、意识清楚或轻度障碍，出血灶对侧出现不同程度的偏瘫，亦可出现偏身感觉障碍及偏盲（三偏征），两眼可向病灶侧凝视，优势半球出血可有失语。

（2）重型：多属壳核大量出血，向内扩展或穿破脑室，出血量可达 30~160 mL；或丘脑较大量出血，血肿侵及内囊或破入脑室。发病突然，意识障碍重，鼾声明显，呕吐频繁，可吐咖啡色样胃内容物（由胃部应激性溃疡所致）。丘脑出血病灶对侧常有偏身感觉障碍或偏瘫，肌张力低，可引出病理反射，平卧位时，患侧下肢呈外旋位。但感觉障碍常先于或重于运动障碍，部分病例病灶对侧可出现自发性疼痛。常有眼球运动障碍（眼球向上注视麻痹，呈下视内收状态）。瞳孔缩小或不等大，一般为出血侧散大，提示已有小脑幕疝形成；部分病例有丘脑性失语（言语缓慢而不清、重复言语、发音困难、复述差，朗读正常）或丘脑性痴呆（记忆力减退、计算力下降、情感障碍、人格改变等）。如病情发展，血液大量破入脑室或损伤丘脑下部及脑干，昏迷加深，出现去大脑强直或四肢弛缓，面色潮红或苍白，出冷汗，鼾声大作，中枢性高热或体温过低，甚至出现肺水肿、上消化道出血等内脏并发症，最后多发生枕骨大孔疝死亡。

2.脑叶出血又称皮质下白质出血。应用 CT 以后，发现脑叶出血约占脑出血的 15%，发病年龄 11~80 岁不等，40 岁以下者占 30%，年轻人多由血管畸形（包括隐匿性血管畸形）、Moyamoya 病引起，老年人常见于高血压动脉硬化及淀粉样血管病等。脑叶出血以顶叶最多见，以后依次为颞叶、枕叶、额叶，40% 为跨叶出血。脑叶出血除意识障碍、颅内高压和抽搐等常见症状外，还有各脑叶的特异表现。

（1）额叶出血：常有一侧或双侧的前额痛、病灶对侧偏瘫。部分病例有精神行为异常、凝视麻痹、言语障碍和癫发作。

（2）顶叶出血：常有病灶侧颞部疼痛；病灶对侧的轻偏瘫或单瘫、深浅感觉障碍和复合感觉障碍；体象障碍、手指失认和结构失用症等，少数病例可出现下象限盲。

（3）颞叶出血：常有耳部或耳前部疼痛，病灶对侧偏瘫，但上肢瘫重于下肢，中枢性面、舌瘫可有对侧上象限盲；优势半球出血可出现感觉性失语或混合性失语；可有颞叶癫、幻嗅、幻视、兴奋躁动等精神症状。

（4）枕叶出血：可出现同侧眼部疼痛，同向性偏盲和黄斑回避现象，可有一过性黑蒙和视物变形。

3.脑干出血

（1）中脑出血：中脑出血少见，自 CT 应用于临床后，临床已可诊断。轻症患者表现为突然出现复视、眼睑下垂、一侧或两侧瞳孔扩大、眼球不同轴、水平或垂直眼震，同侧肢体共济失调，也可表现大脑脚综合征（Weber 综合征）或红核综合征（Benedikt 综合征）。重者出现昏迷、四肢迟缓性瘫痪、去大脑强直，常迅速死亡。

（2）脑桥出血：占脑出血的 10%左右。病灶多位于脑桥中部的基底部与被盖部之间。患者表现突然头痛，同侧Ⅵ、Ⅱ、Ⅷ脑神经麻痹，对侧偏瘫（交叉性瘫痪），出血量大或病情重者常有四肢瘫，很快进入意识障碍、针尖样瞳孔、去大脑强直、呼吸障碍，多迅速死亡。可伴中枢性高热、大汗和应激性溃疡等。一侧脑桥小量出血可表现为脑桥腹内侧综合征（Foville 综合征）、闭锁综合征和脑桥腹外侧综合征（Millard-gubler 综合征）。

（3）延髓出血：延髓出血更为少见，突然意识障碍，血压下降，呼吸节律不规则，心律失常，轻症病例可呈延髓背外侧综合征（Wallenberg 综合征），重症病例常因呼吸心跳停止而死亡。

4.小脑出血约占脑出血的 10%。多见于一侧半球的齿状核部位，小脑蚓部也可发生。发病突然，眩晕明显，频繁呕吐，枕部疼痛，病灶侧共济失调，可见眼球震颤，同侧周围性面瘫，颈项强直等，如不仔细检查，易误诊为蛛网膜下腔出血。当出血量不大时，主要表现为小脑症状，如病灶侧共济失调，眼球震颤，构音障碍和吟诗样语言，无偏瘫。出血量增加时，还可表现有脑桥受压体征，如展神经麻痹、侧视麻痹等，以及肢体偏瘫和（或）锥体束征。病情如继续加重，颅内压增高明显，昏迷加深，极易发生枕骨大孔疝死亡。

5.脑室出血分原发与继发两种，继发性系指脑实质出血破入脑室者；原发性指脉络丛血管出血及室管膜下动脉破裂出血，血液直流入脑室者。以前认为脑室出血罕见，现已证实占脑出血的 3%~5%。55%的患者出血量较少，仅部分脑室有血，脑脊液呈血性，类似蛛网膜下腔出血。临床常表现为头痛、呕吐、项强、Kernig 征阳性、意识清楚或一过性意识障碍，但常无偏瘫体征，脑脊液血性，酷似蛛网膜下腔出血，预后良好，可以完全恢复正常；出血量大，全部脑室均被血液充满者，其临床表现符合既往所谓脑室出血的症状，即发病后突然头痛、呕吐、昏迷、瞳孔缩小或时大时小，眼球浮动或分离性斜视，四肢肌张力增高，病理反射阳性，早期出现去大脑强直，严重者双侧瞳孔散大，呼吸深，鼾声明显，体温明显升高，面部充血多汗，预后极差，多迅速死亡。

四、辅助检查

（一）头颅 CT

发病后 CT 平扫可显示近圆形或卵圆形均匀高密度的血肿病灶，边界清楚，可确定血肿部位、大小、形态及是否破入脑室，血肿周围有无低密度水肿带及占位效应（脑室受压、脑组织移位）和梗阻性脑积水等。早期可发现边界清楚、均匀的高度密度灶，CT 值为 60~80 Hu，周围环绕低密度水肿带。血肿范围大时可见占位效应。根据 CT 影像估算出血量可采用简单易行的多田计算公式：出血量（mL）=0.5×最大面积长轴（cm）×最大面积短轴（mL）×层面数。出血后 3~7 日，血红蛋白破坏，纤维蛋白溶解，高密度区向心性缩小，边缘模糊，周围低密度区扩大。病后 2~4 周，形成等密度或低密度灶。病后 2 个月左右，血肿区形成囊腔，其密度与脑脊液近乎相等，两侧脑室扩大；增强扫描，可见血肿周围有环状高密度强化影，其大小、形状与原血肿相近。

（二）头颅 MRI/MRA

MRI 的表现主要取决于血肿所含血红蛋白量的变化。发病 1 日内，血肿呈 T_1 等信号或低信号，T_2 呈高信号或混合信号；第 2 日~1 周内，T_1 为等信号或稍低信号，T_2 为低信号；第 2~4 周，T_1 和 T_2 均为高信号；4 周后，T_1 呈低信号，T_2 为高信号。此外，MRA 可帮助发现脑血管畸形、肿瘤及血管瘤等病变。

（三）数字减影血管造影（DSA）

对脑叶出血、原因不明或怀疑脑血管畸形、血管瘤、Moyamoya 病和血管炎等患者有意义，尤其血压正常的年轻患者应通过 DSA 查明病因。

（四）腰椎穿刺检查

在无条件做 CT 时，且患者病情不重，无明显颅内高压者可进行腰椎穿刺检查。脑出血者脑脊液压力常增高，若出血破入脑室或蛛网膜下腔者脑脊液多呈均匀血性。有脑疝及小脑出血者应禁做腰椎穿刺检查。

（五）经颅多普勒超声（TCD）

经颅多普勒超声由于其简单及无创性，可在床边进行检查，已成为监测脑出血患者脑血流动力学变化的重要方法。①通过检测脑动脉血流速度，间接监测脑出血的脑血管痉挛范围及程度，脑血管痉挛时其血流速度增高。②测定血流速度、血流量和血管外周阻力可反映颅内压增高时脑血流灌注情况，如颅内压超过动脉压时收缩期及舒张期血流信号消失，无血流灌注。③提供脑动静脉畸形、动脉瘤等病因诊断的线索。

（六）脑电图（EEG）

可反映脑出血患者脑功能状态。意识障碍可见两侧弥漫性慢活动，病灶侧明显；无意识障碍时，基底节和脑叶出血出现局灶性慢波，脑叶出血靠近皮质时可有局灶性棘波或尖波发放；小脑出血无意识障碍时脑电图多正常，部分患者同侧枕颞部出现慢活动；中脑出血多见两侧阵发性同步高波幅慢活动；脑桥出血患者昏迷时可见 8~12 Hzα波、低波幅β波、纺锤波或弥漫性慢波等。

（七）心电图

可及时发现脑出血合并心律失常或心肌缺血，甚至心肌梗死。

（八）血液检查

重症脑出血急性期白细胞数可增至（10~20）×10⁹/L，并可出现血糖含量升高、蛋白尿、尿糖、血尿素氮含量增加，以及血清肌酶含量升高等。但均为一过性，可随病情缓解而消退。

五、诊断与鉴别诊断

（一）诊断要点

参照中国中西医结合学会神经科专业委员会 2006 年制定的《脑梗死和脑出血中西医结合诊断标准（试行）》来进行诊断。

1.一般性诊断要点

（1）急性起病，常有头痛、呕吐、意识障碍、血压增高和局灶性神经功能缺损症状，部分病例有眩晕或抽搐发作。饮酒、情绪激动、过度劳累等是常见的发病诱因。

（2）常见的局灶性神经功能缺损症状和体征包括偏瘫、偏身感觉障碍、偏盲等，多于数分钟至数小时内达到高峰。

（3）头颅 CT 扫描可见病灶中心呈高密度改变，病灶周边常有低密度水肿带。头颅 MRI/MRA 有助于脑出血的病因学诊断和观察血肿的演变过程。

2.各部位脑出血的临床诊断要点

（1）壳核出血：①对侧肢体偏瘫，优势半球出血常出现失语。②对侧肢体感觉障碍，主要是痛觉、温度觉减退。③对侧偏盲。④凝视麻痹，呈双眼持续性向出血侧凝视。⑤尚可出现失用、体象障碍、记忆力和计算力障碍、意识障碍等。

（2）丘脑出血。①丘脑型感觉障碍：对侧半身深浅感觉减退、感觉过敏或自发性疼痛。②运动障碍：出血侵及内囊可出现对侧肢体瘫痪，多为下肢重于上肢。③丘脑性失语：言语缓慢而不清、重复言语、发音困难、复述差，朗读正常。④丘脑性痴呆：记忆力减退、计算力下降、情感障碍、人格改变。⑤眼球运动障碍：眼球向上注视麻痹，常向内下方凝视。

（3）脑干出血。①中脑出血：突然出现复视，眼睑下垂；一侧或两侧瞳孔扩大，眼球不同轴，水平或垂直眼震，同侧肢体共济失调，也可表现 Weber 综合征或 Benedikt 综合征；严重者很快出现意识障碍，去大脑强直。②脑桥出血：突然头痛，呕吐，眩晕，复视，眼球不同轴，交叉性瘫痪或偏瘫、四肢瘫等。出血量较大时，患者很快进入意识障碍，针尖样瞳孔，去大脑强直，呼吸障碍，并可伴有高热、大汗、应激性溃疡等，多迅速死亡；出血量较少时可表现为一些典型的综合征，如 Foville 综合征、Millard-gubler 综合征和闭锁综合征等。③延髓出血：突然意识障碍，血压下降，呼吸节律不规则，心律失常，继而死亡。轻者可表现为不典型的 Wallenberg 综合征。

（4）小脑出血：①突发眩晕、呕吐、后头部疼痛，无偏瘫。②有眼震，站立和步态不稳，肢体共济失调、肌张力降低及颈项强直。③头颅 CT 扫描显示小脑半球或小脑蚓高密度影及第四脑室、脑干受压。

（5）脑叶出血。①额叶出血：前额痛、呕吐、痫发作较多见；对侧偏瘫、共同偏视、精神障碍；优势半球出血时可出现运动性失语。②顶叶出血：偏瘫较轻，而偏侧感觉障碍显著；对侧下象限盲，优势半球出血时可出现混合性失语。③颞叶出血：表现为对侧中枢性面、舌瘫及以上肢为主的瘫痪；对侧上象限盲；优势半球出血时可有感觉性或混合性失语；可有颞叶癫、幻嗅、幻视。④枕叶出血：对侧同向性偏盲，并有黄斑回避现象，可有一过性黑蒙和视物变形；多无肢体瘫痪。

（6）脑室出血：①突然头痛、呕吐，迅速进入昏迷或昏迷逐渐加深。②双侧瞳孔缩小，四肢肌张力增高，病理反射阳性，早期出现去大脑强直，脑膜刺激征阳性。③常出现丘脑下部受损的症状及体征，如上消化道出血、中枢性高热、大汗、应激性溃疡、急性肺水肿、血糖增高、尿崩症等。④脑脊液压力增高，呈血性。⑤轻者仅表现头痛、呕吐、脑膜刺激征阳性，无局限性神经体征。临床上易误诊为蛛网膜下腔出血，需通过头颅 CT 检查来确定诊断。

（二）鉴别诊断

1.脑梗死发病较缓，或病情呈进行性加重；头痛、呕吐等颅内压增高症状不明显；典型病例一般不难鉴别；但脑出血与大面积脑梗死、少量脑出血与脑梗死临床症状相似，鉴别较困难，常需通过头颅 CT 来帮助鉴别。

2.脑栓塞起病急骤，一般缺血范围较广，症状常较重，常伴有风湿性心脏病、心房颤动、细菌性心内膜炎、心肌梗死或其他容易产生栓子来源的疾病。

3.蛛网膜下腔出血好发于年轻人，突发剧烈头痛，或呈爆裂样头痛，以颈枕部明显，有的可痛牵颈背、双下肢。呕吐较频繁，少数严重患者呈喷射状呕吐。约50%的患者可出现短暂、不同程度的意识障碍，尤以老年患者多见。常见一侧动眼神经麻痹，其次为视神经、三叉神经和展神经麻痹，脑膜刺激征常见，无偏瘫等脑实质损害的体征，头颅 CT 可帮助鉴别。

4.外伤性脑出血是闭合性头部外伤所致，发生于受冲击颅骨下或对冲部位，常见于额极和颞极，外伤史可提供诊断线索，CT 可显示血肿外形不整。

5.内科疾病导致的昏迷

（1）糖尿病昏迷。①糖尿病酮症酸中毒：多数患者在发生意识障碍前数天有多尿、烦渴多饮和乏力，随后出现食欲减退、恶心、呕吐，常伴头痛、嗜睡、烦躁、呼吸深快，呼气中有烂苹果味（丙酮）。随着病情进一步发展，出现严重失水，尿量减少，皮肤弹性差，眼球下陷，脉细速，血压下降，至晚期时各种反射迟钝甚至消失，嗜睡甚至昏迷。实验室检查为尿糖、尿酮体呈强阳性，血糖和血酮体均有升高。头部 CT 结果阴性。②高渗性非酮症糖尿病昏迷：起病时常先有多尿、多饮，但多食不明显，或反而食欲减退，以致常被忽视。失水随病程进展逐渐加重，出现神经精神症状，表现为嗜睡、幻觉、定向障碍、偏盲、上肢拍击样粗震颤、性发作（多为局限性发作）等，最后陷入昏迷。实验室检查尿糖强阳性，但无酮症或较轻，血尿素氮及肌酐升高。突出的表现为血糖常升高至 33.3 mmol/L（600 mg/dL）以上，一般为 33.3~66.6 mmol/L（600~1200 mg/dL）；血钠升高可达 155 mmol/L；血浆渗透压显著升高达 330~460 mmol/L，一般在 350 mmol/L 以上。头部 CT 结果阴性。

（2）肝性昏迷：有严重肝病和（或）广泛门体侧支循环，精神紊乱、昏睡或昏迷，明显肝功能损害或血氨升高，扑翼（击）样震颤和典型的脑电图改变（高波幅的δ波，每秒少于 4 次）等，有助于诊断与鉴别诊断。

（3）尿毒症昏迷：少尿（<400 mL/d）或无尿（<50 mL/d），血尿，蛋白尿，管型尿，氮质血症，水电解质紊乱和酸碱失衡等。

（4）急性酒精中毒。①兴奋期：血乙醇浓度达到 11 mmol/L（50 mg/dL）即感头痛、欣快、兴奋。血乙醇浓度超过 16 mmol/L（75 mg/dL），健谈、饶舌、情绪不稳定、自负、易激怒，可有粗鲁行为或攻击行动，也可能沉默、孤僻；血乙醇浓度达到 22 mmol/L（100 mg/dL）时，驾车易发生车祸。②共济失调期：血乙醇浓度达到 33 mmol/L（150 mg/dL）时，肌肉运动不协调，行动笨拙，言语含混不清，眼球震颤，视力模糊，复视，步态不稳，出现明显共济失调。血乙醇浓度达到 43 mmol/L（200 mg/dL）时，出现恶心、呕吐、困倦。③昏迷期：血乙醇浓度升至 54 mmol/L（250 mg/dL）时，患者进入昏迷期，表现昏睡、瞳孔散大、体温降低。血乙醇浓度超过 87 mmol/L（400 mg/dL）时，患者陷入深昏迷，心率快、血压下降，呼吸慢而有鼾音，可出现呼吸、循环麻痹而危及生命。实验室检查可见血清乙醇浓度升高，呼出气中乙醇浓度与血清乙醇浓度相当；动脉血气分析可见轻度代谢性酸中毒；电解质失衡，可见低血钾、低血镁和低血钙；血糖可降低。

（5）低血糖昏迷：低血糖昏迷是指各种原因引起的重症低血糖症。患者突然昏迷、抽搐，表现为局灶神经系统症状的低血糖易被误诊为脑出血。化验血糖低于 2.8 mmol/L，推注葡萄糖后症状迅速缓解，发病后 72 小时复查头部 CT 结果阴性。

（6）药物中毒。①镇静催眠药中毒：有服用大量镇静催眠药史，出现意识障碍和呼吸抑制及血压下降。胃液、血液、尿液中检出镇静催眠药。②阿片类药物中毒：有服用大量吗啡或哌替啶的阿片类药物史，或有吸毒史，除出现昏迷、针尖样瞳孔（哌替啶的急性中毒瞳孔反而扩大）、呼吸抑制"三联征"等特点外，还可出现发绀、面色苍白、肌肉无力、惊厥、牙关禁闭、角弓反张，呼吸先浅而慢，后叹息样或潮式呼吸、肺水肿、休克、瞳孔对光反射消失，死于呼吸衰竭。血、尿阿片类毒物成分，定性试验呈阳性。使用纳洛酮可迅速逆转阿片类药物所致的昏迷、呼吸抑制、缩瞳等毒性作用。

（7）CO 中毒。①轻度中毒：血液碳氧血红蛋白（COHb）可高于 10%~20%。患者有剧烈头痛、头晕、心悸、口唇黏膜呈樱桃红色、四肢无力、恶心、呕吐、嗜睡、意识模糊、视物不清、感觉迟钝、谵妄、幻觉、抽搐等。②中度中毒：血液 COHb 浓度可高达 30%~40%。患者出现呼吸困难、意识丧失、昏迷，对疼痛刺激可有反应，瞳孔对光反射和角膜反射可迟钝，腱反射减弱，呼吸、血压和脉搏可有改变。经治疗可恢复且无明显并发症。③重度中毒：血液 COHb 浓度可高于 50% 以上。深度昏迷，各种反射消失。患者可呈去大脑皮质状态（患者可以睁眼，但无意识，不语，不动，不主动进食或大小便，呼之不应，推之不动，肌张力增强），常有脑水肿、惊厥、呼吸衰竭、肺水肿、上消化道出血、休克和严重的心肌损害，出现心律失常，偶可发生心肌梗死。有时并发脑局灶损害，出现锥体系或锥体外系损害体征。监测血中 COHb 浓度可明确诊断。

应详细询问病史，内科疾病导致昏迷者有相应的内科疾病病史，仔细查体，局灶体征不明显；脑出血者则同向偏视，一侧瞳孔散大、一侧面部船帆现象、一侧上肢出现扬鞭现象、一侧下肢呈外旋位，血压升高。CT 检查可帮助鉴别。

六、治疗

（一）中医治疗

1.辨证论治

（1）风火上炎证。

证候：半身不遂，舌强语謇，口舌㖞斜，头痛眩晕，面红目赤，烦躁易怒，口苦咽干，便干便秘，尿短赤，舌质红绛，舌苔薄黄，脉弦数。

治法：平肝息风，清热泻火。

方药：天麻钩藤饮加减。天麻 10 g，钩藤（后下）15 g，生石决明（先煎）30 g，川牛膝 10 g，黄芩 10 g，栀子 10 g，夏枯草 10 g。

方解：方中天麻、钩藤平肝息风；生石决明镇肝潜阳；川牛膝引血下行；黄芩、栀子清热泻火；夏枯草清泻肝火。诸药共奏平肝息风、清热泻火之功效。

加减：头晕头痛者，加菊花，清利头目；心烦不寐者，加莲子心、炒酸枣仁，清心除烦；口干口渴者，加麦冬、生地黄，养阴生津；苔黄腻者，加胆南星、天竺黄，清化痰热；便秘者，加生大黄，通腑泄热。

（2）风痰瘀阻证。

证候：半身不遂，口舌㖞斜，言语謇涩或不语，感觉减退或消失，头晕目眩，痰多而黏，舌质黯淡，舌苔薄白或白腻，脉弦滑。

治法：息风化痰，活血通络。

方药：化痰通络方加减。法半夏 10 g，生白术 10 g，胆南星 6 g，天麻 10 g，丹参 20 g，香附 10 g，酒大黄（后下）5 g；

方解：方中法半夏、生白术健脾化痰；胆南星清化痰热；天麻平肝息风；丹参活血化瘀；香附疏肝理气，调畅气机，以助化痰、活血；少佐酒大黄通腑泄热，以防腑实形成。诸药共奏息风化痰、活血通络之功效。

加减：瘀血重、舌质紫黯或有瘀斑者，加桃仁、红花、赤芍药，活血化瘀；舌苔黄、兼有热象者，加黄芩、栀子，清热泻火；舌苔黄腻者，加天竺黄，清化痰热；头晕、头痛者，加钩藤、菊花、夏枯草，平肝清热。

（3）痰热腑实证。

证候：半身不遂，舌强不语，口舌㖞斜，头痛目眩，咯痰或痰多，腹胀便秘，舌质黯红，苔黄腻，脉弦滑或偏瘫侧脉弦滑而大。

治法：通腑泄热，化痰息风。

方药：黄连温胆汤合大承气汤加减。制半夏 10 g，大黄（后下）15 g，枳实 10 g，竹茹 15 g，芒硝 10 g，黄芩 10 g，黄连 10 g，厚朴 10 g，天竺黄 6 g，牛膝 10 g，陈皮 6 g，茯苓 10 g，天麻 10 g，甘草 6 g。

方解：方中大黄通腑泄热；芒硝荡涤肠胃；黄芩、黄连清热解毒；制半夏燥湿化痰、降逆和胃；枳实、厚朴、竹茹、天竺黄行气导滞，清热化痰；牛膝、陈皮、茯苓理气活血，健脾渗湿；天麻平肝息风；甘草益脾和胃，又协调诸药。诸药共奏通腑泄热、化痰息风之功效。

加减：热甚者，加石膏、栀子，以加强清热之功；兼见头晕、头痛、目眩耳鸣者，加钩藤、菊花、珍珠母、石决明，平肝息风潜阳；口干舌燥、苔燥或少苔、便秘重者，可加生地黄、玄参、麦冬，滋阴增液而增水行舟。

（4）气虚血瘀证。

证候：半身不遂，肢体软弱，偏身麻木，舌喝语謇，手足肿胀，面色白，气短乏力，自汗出，舌质黯淡，舌苔薄白，脉细涩。

治法：益气活血通络。

方药：补阳还五汤加减。生黄芪 30 g，全当归 10 g，川芎 10 g，赤芍药 10 g，桃仁（打碎）10 g，红花 10 g，地龙 10 g。

方解：方中重用生黄芪，以补后天之气，使气旺血行，瘀去络通而窍开；全当归活血化瘀；川芎、赤芍药、地龙、桃仁、红花助全当归活血祛瘀；地龙通经活络。诸药共奏益气活血通络之功效。

加减：痰盛者，加半夏、远志、石菖蒲，化痰。言语謇涩重者，加石菖蒲、郁金，开窍通络。

（5）阴虚风动证。

证候：半身不遂，口舌喝斜，言语謇涩或不语，或偏身麻木，眩晕耳鸣，手足心热，咽干口燥，舌质红或体瘦有裂纹，少苔或无苔，脉弦细数。

治法：育阴息风，活血通络。

方药：育阴通络汤加减。生地黄 20 g，山茱萸 10 g，钩藤（后下）15 g，天麻 10 g，丹参 20 g，白芍药 10 g.

方解：方用生地黄、山茱萸滋阴补肾；钩藤、天麻平肝息风；配以丹参、白芍药养血活血、育阴通络。全方共奏育阴息风、活血通络之效。

加减：夹有痰热者，加天竺黄、胆南星，清化痰热；心烦失眠者，加莲子心、夜交藤、珍珠母，清心安神；头痛、头晕重者，加生石决明、菊花，清热平肝；半身不遂而肢体拘急麻木者，加当归、赤芍药、鸡血藤、水蛭等，活血通络。

（6）痰湿蒙神证。

证候：半身不遂，口舌㖞斜，言语謇涩或不语，感觉减退或消失，神志昏蒙，痰鸣辘辘，面白唇黯，静卧不烦，二便自遗，周身湿冷，舌质紫黯，苔白腻，脉沉滑缓。

治法：燥湿化痰，醒神开窍。

方药：涤痰汤配合灌服或鼻饲苏合香丸。陈皮 10 g，制半夏 10 g，茯苓 10 g，枳实 10 g，竹茹 5 g，胆南星 6 g，石菖蒲 10 g，丹参 20 g，另灌服或鼻饲苏合香丸。

方解：方中陈皮、制半夏、茯苓燥湿化痰；竹茹、胆南星、石菖蒲清热化痰；枳实行气消痰；配以丹参活血化瘀；苏合香丸具有芳香开窍醒神、行气温中的功效，为温开之剂，用于痰湿蒙神的阴闭者。诸药共奏燥湿化痰、醒神开窍之功效。

加减：四肢不温、寒象明显者，加桂枝，温阳通脉；舌质淡、脉细无力者，加生晒参，补益元气；舌质紫黯或有瘀点、瘀斑者，加桃仁、红花、川芎、地龙等，活血化瘀；痰湿化热者，加川贝母、天竺黄，清热化痰；痰阻气滞、大便不通者，加厚朴、大黄，行气通便。

（7）痰热内闭证。

证候：起病急骤，神志昏蒙，鼻鼾痰鸣，半身不遂，或项强身热，躁扰不宁，气粗口臭，甚则手足厥冷，频繁抽搐，舌质红绛，舌苔褐黄而腻，脉弦滑数。

治法：清热化痰，醒脑开窍。

方药：首先灌服（或鼻饲）局方至宝丹或安宫牛黄丸或牛黄清心丸，继用黄连温胆汤加减。黄芩 15 g，黄连 15 g，制半夏 15 g，天竺黄 10 g，石菖蒲 10 g，胆南星 10 g，牡丹皮 6 g，珍珠粉 6 g，钩藤（后下）10 g，陈皮 10 g，枳实 10 g，竹茹 10 g，茯苓 10 g，生甘草 6 g。

方解：方中黄芩、黄连清热燥湿以化痰醒脑；天竺黄、石菖蒲、胆南星清热化痰，醒脑开窍；制半夏燥湿化痰；牡丹皮清热凉血；珍珠粉清肝泻火；钩藤平肝潜阳以息风；陈皮、茯苓、枳实、竹茹健脾渗湿，理气化痰；生甘草清热并调和诸药。诸药共奏清热化痰、醒脑开窍之功效。

加减：热盛动风者，加羚羊角，清热息风；大便秘结者，加生大黄，通腑泄热。

（8）元气败脱证。

证候：神志昏蒙，面色苍白，气息短促，肢体瘫软，手撒，汗出肢冷，二便自遗，舌体卷缩，舌质紫黯，苔白腻，脉沉缓或脉微欲绝。

治法：益气固脱，回阳救逆。

方药：参附汤加减。人参 15 g，炮附子 10 g，黄芪 15 g，生牡蛎（先煎）30 g，麦冬 10 g，五味子 10 g。

方解：方中人参大补元气以固脱；炮附子温补肾阳，助人参回阳救逆固脱；黄芪健脾益气以补化源；生牡蛎、麦冬、五味子以养阴敛阳。诸药共奏益气固脱、回阳救逆之功效。

加减：汗出不止者，加山茱萸、生龙骨，敛汗固脱；瘀象明显者，加丹参、赤芍药、当归等，活血化瘀通络。

2.中成药

（1）牛黄清心丸：适用于脑出血痰热腑实证，每次 1 丸，每日 2~3 次，口服或鼻饲。

（2）灯盏生脉胶囊：适用于脑出血气虚血瘀证，每次 3 粒，每日 3 次，口服或鼻饲。出血性中风急性期慎用。

（3）杞菊地黄丸：适用于脑出血阴虚风动证，每次 1 丸，每日 2~3 次，口服或鼻饲。

（4）六味地黄丸：适用于脑出血阴虚风动证，每次 1 丸，每日 2~3 次，口服或鼻饲。

（5）大补阴丸：适用于脑出血阴虚风动证，每次 6 g，每日 2~3 次，口服或鼻饲。

（6）苏合香丸：适用于脑出血痰湿蒙神证，每次 1 丸，每日 2~4 次，温水送服或鼻饲。

（7）安宫牛黄丸：适用于脑出血痰热内闭证，每次 1 丸，每日 1~2 次，温水送服或鼻饲。病情重者，可每6~8小时服 1 丸，但不宜久服。

（8）生脉注射液或参麦注射液：适用于脑出血元气败脱证，20~40 mL 加入 5%葡萄糖注射液 100~200 mL 中，静脉滴注，每日 1 次。

（9）参附注射液：适用于脑出血元气败脱证，20~40 mL 加入 5%葡萄糖注射液或 0.9%氯化钠注射液 250~500 mL 中，静脉滴注，每日 1 次。具有回阳救逆的功效。对于出现四肢厥冷、脉微欲绝的休克患者，往往需要配合应用西医的扩容、血管活性药等。

3.针刺疗法

主穴：内关、水沟、三阴交、极泉、尺泽、委中。

配穴：上肢瘫者，配肩、臂、曲池、手三里、外关、合谷等；下肢瘫者，配环跳、阳陵泉、阴陵泉、风市、悬钟等；口眼㖞斜者，配颊车、地仓、攒竹、颧、承浆；吞咽困难者，配风池、完骨、天柱；语言不利者，配上廉泉、金津、玉液；足内翻者，配丘墟、照海；便秘者，配水道、归来、丰隆、支沟；复视者，配风池、天柱、睛明、球后；尿失禁、尿潴留者，配中极、曲骨、关元；神昏、牙关紧闭、口噤不开、肢体强痉者，可选内关、水沟配合十二井穴、合谷、太冲，其中水沟、十二井穴可采用点刺放血。

七、预后与预防

（一）预后

脑出血的预后与出血量、部位、病因及全身状况等有关。脑干、丘脑及大量脑室出血预后差。脑水肿、颅内压增高及脑疝、并发症及脑-内脏（脑-心、脑-肺、脑-肾、脑-胃肠）综合征是致死的主要原因。早期多死于脑疝，晚期多死于中枢性衰竭、肺炎和再出血等继发性并发症。影响本病的预后因素有：①年龄较大。②昏迷时间长和程度深。③颅内压高和脑水肿重。④反复多次出血和出血量大。⑤小脑、脑干出血。⑥神经体征严重。⑦出血灶多和生命体征不稳定。⑧伴癫痫发作、去大脑皮质强直或去大脑强直。⑨伴有脑-内脏联合损害。⑩合并代谢性酸中毒、代谢障碍或电解质紊乱者，预后差。及时给予正确的中西医结合治疗和内外科治疗，可大大改善预后，减少死亡率和致残率。

（二）预防

总的原则是定期体检，早发现、早预防、早治疗。脑出血是多危险因素所致的疾病。研究证明，高血压是最重要的独立危险因素，心脏病、糖尿病是肯定的危险因素。多种危险因素之间存在错综复杂的相关性，它们互相渗透、互相作用、互为因果，从而增加了脑出血的危险性，也给预防和治疗带来困难。目前我国仍存在对高血压知晓率低、用药治疗率低和控制率低等"三低"现象，恰与我国脑卒中患病率高、致残率高和死亡率高等"三高"现象形成鲜明对比。因此，加强高血压的防治宣传教育是非常必要的。在高血压治疗中，轻型高血压可选用尼群地平和吲达帕胺，对其他类型的高血压则应根据病情选用钙通道阻滞剂、β-受体阻滞剂、ACEI、利尿剂等联合治疗。

有些危险因素是先天决定的，而且是难以改变甚至不能改变的（如年龄、性别）；有些危险因素是环境造成的，很容易预防（如感染）；有些是人们生活行为的方式，是完全可以控制的（如抽烟、酗酒）；还有些疾病常常是可治疗的（如高血压）。虽然大部分高血压患者都接受过降压治疗，但规范性、持续性差，这样非但没有起到降低血压、预防脑出血的作用，反而使血压忽高忽低，易于引发脑出血。所以控制血压除进一步普及治疗外，重点应放在正确的治疗方法上。预防工作不可简单、单一化，要采取突出重点、顾及全面的综合性预防措施，才能有效地降低脑出血的发病率、病死率和复发率。

除针对危险因素进行预防外，日常生活中需注意经常锻炼、戒烟酒，合理饮食，调理情绪。饮食上提倡"五高三低"，即高蛋白质、高钾、高钙、高纤维素、高维生素及低盐、低糖、低脂。锻炼要因人而异，方法灵活多样，强度不宜过大，避免剧烈运动。

第二节　蛛网膜下腔出血

蛛网膜下腔出血（SAH）是指脑表面或脑底部的血管自发破裂，血液流入蛛网膜下腔，伴或不伴颅内其他部位出血的一种急性脑血管疾病。本病可分为原发性、继发性和外伤性。原发性 SAH 是指脑表面或脑底部的血管破裂出血，血液直接或基本直接流入蛛网膜下腔所致，称特发性蛛网膜下腔出血或自发性蛛网膜下腔出血（ISAH），约占急性脑血管疾病的15%左右，是神经科常见急症之一；继发性 SAH 则为脑实质内、脑室、硬脑膜外或硬脑膜下的血管破裂出血，血液穿破脑组织进入脑室或蛛网膜下腔者；外伤引起的概称外伤性 SAH，常伴发于脑挫裂伤。SAH 临床表现为急骤起病的剧烈头痛、呕吐、精神或意识障碍、脑膜刺激征和血性脑脊液。SAH 的年发病率世界各国各不相同，中国约为 5/10 万，美国约为 6/10

万~16/10 万，德国约为 10/10 万，芬兰约为 25/10 万，日本约为 25/10 万。

蛛网膜下腔出血属中医"中风""真头痛""头痛"等病证范畴。

一、病因与发病机制

（一）中医病因病机

SAH 发病急骤，多因情绪激动、用力、排便、咳嗽等诱发。青壮年平素多性情急躁，五志过极皆可化火，心肝火旺，灼伤肝阴，肝阳偏亢；中老年人肝肾渐亏，水不涵木，肝阳偏亢，复因暴怒，肝阳暴涨，风扇火炽，或因用力而使气机升降失常，气血逆乱于上，上冲于脑，脑脉破裂发为本病。"血之与气并走于上，则为大厥"（《素问·调经论》）以及"阳气者，大怒则形气绝；而血菀于上，使人薄厥"（《素问·生气通天论》）较符合其发病机制。病初多以实邪阻滞为主要表现，风、痰、瘀诸邪交结互现，其轻者，邪阻脉络，不通则痛，表现为剧烈头痛，其重者则邪闭脑窍，神志不清；本病顺症者，经调治将息，邪去正衰，后期出现肝肾阴虚，气血不足的表现；逆症者，邪气独留，正气衰败，元气败脱，多成不治。总之，本病主要为肝经病变，以实证居多，风、火、痰、瘀为其标，肝肾阴虚、气血亏虚为其本，情志内伤为其最常见的诱发因素，风（肝风）、火（心火、肝火）、痰、瘀乃其重要的病理因素，常相兼互化，相互影响，互为因果；病变部位在脑，病变脏腑涉及心、肝、肾，病性以实为主。

1.肝阳暴亢，瘀血阻窍

肝"体阴而用阳"，主升主动，喜条达而恶抑郁。郁怒伤肝，气郁化火，致肝阳上亢，扰动清窍；火郁日久，灼伤脉络，致血溢脉外。蛛网膜下腔出血量较大者，临床常见头痛目赤、心烦躁动者，常属此因。

2.肝风上扰，痰蒙清窍

忧郁、恼怒太过，肝气郁结，气郁化火伤阴，肝阴耗伤，风阳易动，上扰头目；或先天禀赋不足，肾阴素亏不能养肝，水不涵木，肝阴易动，肝阳上亢，肝风上扰；同时因饮食不节，忧思、劳倦过度，损伤脾胃，脾失健运，水液运行不畅，致痰湿内生，肝风夹痰上扰，蒙蔽清窍而发病。蛛网膜下腔出血量中等或偏小但影响皮质功能者，常见意识蒙、头昏眼花、心烦躁动者，多属此因。

3.瘀血阻络，痰火扰心

常见于久郁气滞，或热毒蕴结血分，或外伤致血液瘀阻，因血行不畅或筋脉失养而出现一系列临床表现；或嗜食膏粱厚味，煎炸炙煿，蕴热化火生痰，或伤脾滋生痰浊，致痰火扰心。蛛网膜下腔出血出现头痛心烦、躁动不安、口渴口臭、大便干结或不畅者，多属此因。

4.元气败脱，神明散乱

年老体弱，或饮食不节，或劳累过度，或大病久病致使正气虚衰，元气败脱，阳脱于外，阴阳离决，神明散乱，病情危重，为五脏之气衰欲绝的表现。多见于老年人蛛网膜下腔出血，或出血量较大，脑水肿明显或出现脑疝及多脏器衰竭者，多属此因。

（二）西医病因及发病机制

1.病因

SAH 的病因很多，以动脉瘤为最常见，包括先天性动脉瘤、高血压动脉硬化性动脉瘤、夹层动脉瘤和感染性动脉瘤等，其他如脑血管畸形、脑底异常血管网、结缔组织病、脑血管炎等。约 75%~85%的非外伤性 SAH 患者为颅内动脉瘤破裂出血，其中，先天性动脉瘤发病多见于中青年；高血压动脉硬化性动脉瘤为梭形动脉瘤，约占 13%，多见于老年人。脑血管畸形占第二位，以动静脉畸形为最常见，约占 15%，常见于青壮年。其他如烟雾病、感染性动脉瘤、颅内肿瘤、结缔组织病、垂体卒中、脑血管炎、血液病及凝血障碍性疾病、妊娠并发症等均可引起 SAH。近年来，发现约 15%的 ISAH 患者病因不清，即使 DSA 检查也未能发现 SAH 的病因。

2.发病机制

（1）动脉瘤：近年来，对先天性动脉瘤与分子遗传学的多个研究支持 I 型胶原蛋白α_2链基因（COLIA2）和弹力蛋白基因（FLN）是先天性动脉瘤最大的候补基因。颅内动脉瘤好发于 Willis 动脉环及其主要分支的血管分叉处，其中位于前循环颈内动脉系统者约占 85%，位于后循环基底动脉系统者约占 15%。对此类动脉瘤的研究证实，血管壁的最大压力来自沿血流方向上的血管分叉处的尖部。随着年龄增长，在血压增高、动脉瘤增大，更由于在血流涡流冲击和各种危险因素的综合因素作用下，出血的可能性也随之增大。颅内动脉瘤体积的大小与有无蛛网膜下腔出血相关，直径<3 mm 的动脉瘤，SAH 的风险小；直径>5~7 mm 的动脉瘤，SAH 的风险高。对于未破裂的动脉瘤，每年发生动脉瘤破裂出血的危险性介于 1%~2%。曾经破裂过的动脉瘤有更高的再出血率。在一项动脉瘤协作研究中，再出血发生在第 1 次出血后的 24 小时内者为 4%；在随后的 4 周内，每日的出血率为 1%~2%；1 个月后，再出血率大约为每年 3%~4%，

（2）脑血管畸形：以动静脉畸形最常见，且 90%以上位于小脑幕上。脑血管畸形是胚胎发育异常形成的畸形血管团，血管壁薄，在有危险因素的条件下易诱发出血。

（3）高血压动脉硬化性动脉瘤：长期高血压动脉粥样硬化导致脑血管弯曲多，侧支循环多，管径粗细不均，且脑内动脉缺乏外弹力层，在血压增高、血流涡流冲击等因素影响下，管壁薄弱的部分逐渐向外膨胀形成囊状动脉瘤，极易破裂出血。

（4）其他病因：动脉炎或颅内炎症可引起血管破裂出血，肿瘤可直接侵袭血管导致出血。脑底异常血管网形成后可并发动脉瘤，一旦破裂出血可导致反复发生的脑实质内出血或 SAH。

蛛网膜下腔出血后，血液流入蛛网膜下腔淤积在血管破裂相应的脑沟和脑池中，并可下流至脊髓蛛网膜下腔，甚至逆流至第四脑室和侧脑室，引起一系列变化，主要包括：①颅内容积增加。血液流入蛛网膜下腔使颅内容积增加，引起颅内压增高，血液流入量大者可诱发脑疝。②化学性脑膜炎。血液流入蛛网膜下腔后直接刺激血管，使白细胞崩解释放各种炎症介质。③血管活性物质释放。血液流入蛛网膜下腔后，血细胞破坏产生各种血管活性物质（氧合血红蛋白、5-羟色胺、血栓烷 A_2、肾上腺素、去甲肾上腺素）刺激血管和脑膜，使脑血管发生痉挛和蛛网膜颗粒粘连。④脑积水：血液流入蛛网膜下腔在颅底或逆流入脑室发生凝固，造成脑脊液回流受阻引起急性阻塞性脑积水和颅内压增高；部分红细胞随脑脊液流入蛛网膜颗粒并溶解，使其阻塞，引起脑脊液吸收减慢，最后产生交通性脑

积水。⑤下丘脑功能紊乱：血液及其代谢产物直接刺激下丘脑引起神经内分泌紊乱，引起发热、血糖含量增高、应激性溃疡、肺水肿等。⑥脑—心综合征：急性高颅压或血液直接刺激下丘脑、脑干，导致自主神经功能亢进，引起急性心肌缺血、心律失常等。

二、病理

肉眼可见脑表面呈紫红色，覆盖有薄层血凝块；脑底部的脑池、脑桥小脑三角及小脑延髓池等处可见更明显的血块沉积，甚至可将颅底的血管、神经埋没。血液可穿破脑底面进入第三脑室和侧脑室。脑底大量积血或脑室内积血可影响脑脊液循环出现脑积水，约5%的患者，由于部分红细胞随脑脊液流入蛛网膜颗粒并使其堵塞，引起脑脊液吸收减慢而产生交通性脑积水。蛛网膜及软膜增厚、色素沉着，脑与神经、血管间发生粘连。脑脊液呈血性。血液在蛛网膜下腔的分布，以出血量和范围分为弥散型和局限型。前者出血量较多，穹隆面与基底面蛛网膜下腔均有血液沉积；后者血液则仅存于脑底池。约40%~60%的脑标本并脑内出血。出血的次数越多，并发脑内出血的比例越大。并发脑内出血的发生率第1次约为39.6%，第2次约为55%，第3次达100%。出血部位随动脉瘤的部位而定。动脉瘤好发于Willis动脉环的血管上，尤其是动脉分叉处，可单发或多发。

三、临床表现

SAH可发生于任何年龄，发病高峰多在30~60岁；50岁后，ISAH的危险性有随年龄的增加而升高的趋势。男女在不同的年龄段发病不同，10岁前男性的发病率较高，男女比为4∶1；40~50岁时，男女发病相等；70~80岁时，男女发病率之比高达1∶10。临床主要表现为剧烈头痛、脑膜刺激征阳性、血性脑脊液。在严重病例中，患者可出现意识障碍，从嗜睡至昏迷不等。

（一）症状与体征

1.先兆及诱因

先兆通常是不典型头痛或颈部僵硬，部分患者有病侧眼眶痛、轻微头痛、动眼神经麻痈等表现，主要由少量出血造成；70%的患者存在上述症状数日或数周后出现严重出血，但绝大部分患者起病急骤，无明显先兆。常见诱因有过量饮酒、情绪激动、精神紧张、剧烈活动、用力状态等，这些诱因均能增加 ISAH 的风险性。

2.一般表现

出血量大者，当日体温即可升高，可能与下丘脑受影响有关；多数患者于 2~3 日后体温升高，多属于吸收热；SAH 后患者血压增高，约 1~2 周病情趋于稳定后逐渐恢复病前血压。

3.神经系统表现

绝大部分患者有突发持续性剧烈头痛。头痛位于前额、枕部或全头，可扩散至颈部、腰背部；常伴有恶心、呕吐。呕吐可反复出现，系由颅内压急骤升高和血液直接刺激呕吐中枢所致。如呕吐物为咖啡色样胃内容物则提示上消化道出血，预后不良。头痛部位各异，轻重不等，部分患者类似眼肌麻痹型偏头痛。有48%~81%的患者可出现不同程度的意识障碍，轻者嗜睡，重者昏迷，多逐渐加深。意识障碍的程度、持续时间及意识恢复的可能性均与出血量、出血部位及有无再出血有关。

部分患者以精神症状为首发或主要的临床症状，常表现为兴奋、躁动不安、定向障碍，甚至谵妄和错乱；少数可出现迟钝、淡漠、抗拒等。精神症状可由大脑前动脉或前交通动脉附近的动脉瘤破裂引起，大多在病后 1~5 日出现，但多数在数周内自行恢复。癫发作较少见，多发生在出血时或出血后的急性期，国外发生率为 6%~26.1%，国内资料为 10%~18.3%。在一项 SAH 的大宗病例报道中，大约有 15%的动脉瘤性 SAH 表现为癫。癫可为局限性抽搐或全身强直—阵挛性发作，多见于脑血管畸形引起者，出血部位多在天幕上，多由于血液刺激大脑皮质所致，患者有反复发作倾向。部分患者由于血液流入脊髓蛛网膜下腔可出现神经根刺激症状，如腰背痛。

4.神经系统体征

（1）脑膜刺激征：为 SAH 的特征性体征，包括头痛、颈强直、Kernig 征和 Brudzinski 征阳性。常于起病后数小时至 6 日内出现，持续 3~4 周。颈强直发生率最高（6%~100%）。

另外，应当注意临床上有少数患者可无脑膜刺激征，如老年患者，可能因蛛网膜下腔扩大等老年性改变和痛觉不敏感等因素，往往使脑膜刺激征不明显，但意识障碍仍可较明显，老年人的意识障碍可达 90%。

（2）脑神经损害：以第 Ⅱ、Ⅲ 对脑神经最常见，其次为第 Ⅴ、Ⅵ、Ⅶ、Ⅷ 对脑神经，主要由于未破裂的动脉瘤压迫或破裂后的渗血、颅内压增高等直接或间接损害引起。少数患者有一过性肢体单瘫、偏瘫、失语，早期出现者多因出血破入脑实质和脑水肿所致；晚期多由于迟发性脑血管痉挛引起。

（3）眼症状：SAH 的患者中，17% 有玻璃体膜下出血，7%~35% 有视盘水肿。视网膜下出血及玻璃体下出血是诊断 SAH 有特征性的体征。

（4）局灶性神经功能缺失：如有局灶性神经功能缺失有助于判断病变部位，如突发头痛伴眼睑下垂者，应考虑载瘤动脉可能是后交通动脉或小脑上动脉。

（二）SAH 并发症

1.再出血

在脑血管疾病中，最易发生再出血的疾病是 SAH，国内文献报道再出血率为 24% 左右。再出血临床表现严重，病死率远远高于第 1 次出血，一般发生在第 1 次出血后 10~14 日，2 周内再发生率占再发病例的 54%~80%。近期再出血病死率为 41%~46%，甚至更高。再发出血多因动脉瘤破裂所致，通常在病情稳定的情况下，突然头痛加剧、呕吐、癫发作，并迅速陷入深昏迷，瞳孔散大，对光反射消失，呼吸困难甚至停止。神经定位体征加重或脑膜刺激征明显加重。

2.脑血管痉挛

脑血管痉挛（CVS）是 SAH 发生后出现的迟发性大、小动脉的痉挛狭窄，以后者更多见。典型的血管痉挛发生在出血后 3~5 日，于 5~10 日达高峰，2~3 周逐渐缓解。在大多数研究中，血管痉挛发生率在 25%~30%。早期可逆性 CVS 多在蛛网膜下腔出血后 30 分钟内发生，表现为短暂的意识障碍和神经功能缺失。70% 的 CVS 在蛛网膜下腔出血后 1~2 周内发生，尽管及时进行干预治疗，但仍有约 50% 有症状的 CVS 患者将会进一步发展为脑梗死。

因此，CVS 的治疗关键在预防。血管痉挛发作的临床表现通常是头痛加重或意识状态下降，除发热和脑膜刺激征外，也可表现局灶性的神经功能损害体征，但不常见。尽管导致血管痉挛的许多潜在危险因素已经确定，但 CT 扫描所见的蛛网膜下腔出血的数量和部位是最主要的危险因素。基底池内有厚层血块的患者比仅有少量出血的患者更容易发展为血管痉挛。虽然国内外均有大量的临床观察和实验数据，但是 CVS 的机制仍不确定。蛛网膜下腔出血本身或其降解产物中的一种或多种成分可能是导致 CVS 的原因。

CVS 的检查，常选择经颅多普勒超声（TCD）和数字减影血管造影（DSA）检查。TCD 有助于血管痉挛的诊断。TCD 血液流速峰值大于 200 cm/s 和（或）平均流速大于 120 cm/s 时能很好地与血管造影显示的严重血管痉挛相符。值得提出的是，TCD 只能测定颅内血管系统中特定深度的血管段。测得数值的准确性在一定程度上依赖于超声检查者的经验。动脉插管血管造影诊断 CVS 较 TCD 更为敏感。CVS 患者行血管造影的价值不仅用于诊断，更重要的目的是血管内治疗。动脉插管血管造影为有创检查，价格较昂贵。

3.脑积水

大约 25%的动脉瘤性蛛网膜下腔出血患者由于出血量大、速度快，血液大量涌入第三脑室、第四脑室并凝固，使第四脑室的外侧孔和正中孔受阻，可引起急性梗阻性脑积水，导致颅内压急剧升高，甚至出现脑疝而死亡。急性脑积水常发生于起病数小时至 2 周内，多数患者在 1~2 日内意识障碍呈进行性加重，神经症状迅速恶化，生命体征不稳定，瞳孔散大。颅脑 CT 检查可发现阻塞上方的脑室明显扩大等脑室系统有梗阻表现，此类患者应迅速进行脑室引流术。慢性脑积水是 SAH 后 3 周至 1 年内发生的脑积水，原因可能为蛛网膜下腔出血刺激脑膜，引起无菌性炎症反应形成粘连，阻塞蛛网膜下腔及蛛网膜绒毛而影响脑脊液的吸收与回流，以脑脊液吸收障碍为主，病理切片可见蛛网膜增厚纤维变性，室管膜破坏及脑室周围脱髓鞘改变。Johnston 认为脑脊液的吸收与蛛网膜下腔和上矢状窦的压力差以及蛛网膜绒毛颗粒的阻力有关。当脑外伤后颅内压增高时，上矢状窦的压力随之升高，使蛛网膜下腔和上矢状窦的压力差变小，从而使蛛网膜绒毛微小管系统受压甚至关闭，直接影响脑脊液的吸收。由于脑脊液的积蓄造成脑室内静水压升高，致使脑室进行性扩大。

因此，慢性脑积水的初期，患者的颅内压是高于正常的，及至脑室扩大到一定程度之后，由于加大了吸收面，才逐渐使颅内压下降至正常范围，故临床上称为正常颅压脑积水。但由于脑脊液的静水压已超过脑室壁所能承受的压力，使脑室不断继续扩大、脑萎缩加重而致进行性痴呆。

4.自主神经及内脏功能障碍

常因下丘脑受出血、脑血管痉挛和颅内压增高的损伤所致，临床可并发心肌缺血或心肌梗死、急性肺水肿、应激性溃疡。这些并发症被认为是由于交感神经过度活跃或迷走神经张力过高所致。

5.低钠血症

尤其是重症 SAH 常影响下丘脑功能，而导致有关水盐代谢激素的分泌异常。目前，关于低钠血症发生的病因有两种机制，即血管升压素分泌异常综合征（SIADH）和脑性耗盐综合征（CSWS）。

SIADH 理论是 1957 年由 Bartter 等提出的，该理论认为，低钠血症产生的原因是由于各种创伤性刺激作用于下丘脑，引起血管升压素（ADH）分泌过多，或血管升压素渗透性调节异常，丧失了低渗对 ADH 分泌的抑制作用，而出现持续性 ADH 分泌。肾脏远曲小管和集合管重吸收水分的作用增强，引起水潴留、血钠被稀释及细胞外液增加等一系列病理生理变化。同时，促肾上腺皮质激素（ACTH）相对分泌不足，血浆 ACTH 降低，醛固酮分泌减少，肾小管排钾保钠功能下降，尿钠排出增多。细胞外液增加和尿、钠丢失的后果是血浆渗透压下降和稀释性低血钠，尿渗透压高于血渗透压，低钠而无脱水，中心静脉压增高的一种综合征。若进一步发展，将导致水分从细胞外向细胞内转移、细胞水肿及代谢功能异常。当血钠<120 mmol/L 时，可出现恶心、呕吐、头痛；当血钠<110 mmol/L 时可发生嗜睡、躁动、谵语、肌张力低下、腱反射减弱或消失甚至昏迷。

但 20 世纪 70 年代末以来，越来越多的学者发现，发生低钠血症时，患者多伴有尿量增多和尿钠排泄量增多，而血中 ADH 并无明显增加。这使得脑性耗盐综合征的概念逐渐被接受。SAH 时，CSWS 的发生可能与脑钠肽（BNP）的作用有关。下丘脑受损时可释放出

BNP，脑血管痉挛也可使 BNP 升高。BNP 的生物效应类似心房钠尿肽（ANP），有较强的利钠和利尿反应。CSWS 时可出现厌食、恶心、呕吐、无力、直立性低血压、皮肤无弹性、眼球内陷、心率增快等表现。诊断依据：细胞外液减少，负钠平衡，水摄入与排出率<1，肺动脉楔压<8 mmHg，中央静脉压<6 mmHg，体重减轻。Ogawasara 提出每日对 CSWS 患者定时测体重和中央静脉压是诊断 CSWS 和鉴别 SIADH 最简单和实用的方法。

四、辅助检查

（一）脑脊液检查

目前脑脊液（CSF）检查尚不能被 CT 检查完全取代。由于腰椎穿刺（LP）有诱发再出血和脑疝的风险，在无条件行 CT 检查和病情允许的情况下，或颅脑 CT 所见可疑时才可考虑谨慎施行 LP 检查。均匀一致的血性脑脊液是诊断 SAH 的金标准，脑脊液压力增高，蛋白含量增高，糖和氯化物水平正常。起初脑脊液中红、白细胞比例与外周血基本一致（700：1），12 小时后脑脊液开始变黄，2~3 日后因出现无菌性炎症反应，白细胞数可增加，初为中性粒细胞，后为单核细胞和淋巴细胞。LP 阳性结果与穿刺损伤出血的鉴别很重要。通常是通过连续观察试管内红细胞计数逐渐减少的三管试验来证实，但采用脑脊液离心检查上清液黄变及匿血反应是更灵敏的诊断方法。脑脊液细胞学检查可见巨噬细胞内吞噬红细胞及碎片，有助于鉴别。

（二）颅脑 CT 检查

CT 检查是诊断蛛网膜下腔出血的首选常规检查方法。急性期颅脑 CT 检查快速、敏感，不但可早期确诊，还可判定出血部位、出血量、血液分布范围及动态观察病情进展和有无再出血迹象。急性期 CT 表现为脑池、脑沟及蛛网膜下腔呈高密度改变，尤以脑池局部积血有定位价值，但确定出血动脉及病变性质仍需借助于数字减影血管造影（DSA）检查。发病距 CT 检查的时间越短，显示蛛网膜下腔出血病灶部位的积血越清楚。Adams 观察发病当日 CT 检查显示阳性率为 95%，1 日后降至 90%，5 日后降至 80%，7 日后降至 50%。CT 显示蛛网膜下腔高密度出血征象，多见于大脑外侧裂池、前纵裂池、后纵裂池、鞍上池、和环池等。CT 增强扫描可能显示大的动脉瘤和血管畸形。须注意 CT 阴性并不能绝对排除 SAH。

有学者依据 CT 扫描并结合动脉瘤好发部位推测动脉瘤的发生部位，如蛛网膜下腔出血以鞍上池为中心呈不对称向外扩展，提示颈内动脉瘤；外侧裂池基底部积血提示大脑中动脉瘤；前纵裂池基底部积血提示前交通动脉瘤；出血以脚间池为中心向前纵裂池和后纵裂池基底部扩散，提示基底动脉瘤。CT 显示弥漫性出血或局限于前部的出血发生再出血的风险较大，应尽早行 DSA 检查确定动脉瘤部位并早期手术。MRA 作为初筛工具具有无创、无风险的特点，但敏感性不如 DSA 检查强。

（三）数字减影血管造影

确诊 SAH 后应尽早行数字减影血管造影（DSA）检查，以确定动脉瘤的部位、大小、形状、数量、侧支循环和脑血管痉挛等情况，并可协助除外其他病因如动静脉畸形、烟雾病和炎性血管瘤等。大且不规则、分成小腔（为责任动脉瘤典型的特点）的动脉瘤可能是出血的动脉瘤。如发病之初脑血管造影未发现病灶，应在发病 1 个月后复查脑血管造影，可能会有新发现。DSA 可显示 80% 的动脉瘤及几乎 100% 的血管畸形，而且对发现继发性脑血管痉挛有帮助。脑动脉瘤大多数在 2~3 周内有再次破裂出血，尤以病后 6~8 日为高峰，因此对动脉瘤应早检查、早期手术治疗，如在发病后 2~3 日内，脑水肿尚未达到高峰时进行手术则手术并发症少。

（四）MRI 检查

MRI 对蛛网膜下腔出血的敏感性不及 CT。急性期 MRI 检查还可能诱发再出血。但 MRI 可检出脑干隐匿性血管畸形；对直径 3~5 mm 的动脉瘤检出率可达 84%~100%，而由于空间分辨率较差，不能清晰显示动脉瘤颈和载瘤动脉，仍需行 DSA 检查。

（五）其他检查

心电图可显示 T 波倒置、QT 间期延长、出现高大 U 波等异常；血常规、凝血功能和肝功能检查可排除凝血功能异常方面的出血原因。

五、诊断与鉴别诊断

（一）诊断

根据以下临床特点，诊断 SAH 一般并不困难，如突然起病，主要症状为剧烈头痛，伴呕吐；可有不同程度的意识障碍和精神症状，脑膜刺激征明显，少数伴有脑神经及轻偏瘫等局灶症状；辅助检查 LP 为血性脑脊液，脑 CT 所显示的出血部位有助于判断动脉瘤。

（二）鉴别诊断

1.脑出血

脑出血深昏迷时与 SAH 不易鉴别，但脑出血多有局灶性神经功能缺失体征，如偏瘫、失语等，患者多有高血压病史。仔细的神经系统检查及脑 CT 检查有助于鉴别诊断。

2.颅内感染

发病较 SAH 缓慢。各类脑膜炎起病初均先有高热，脑脊液呈炎性改变而有别于 SAH。进一步脑影像学检查，脑沟、脑池无高密度增高影改变。脑炎临床表现为发热、精神症状、抽搐和意识障碍，且脑脊液多正常或只有轻度白细胞数增高，只有脑膜出血时才表现为血性脑脊液；脑 CT 检查有助于鉴别诊断。

3.脑卒中

依靠详细病史（如有慢性头痛、恶心、呕吐等）、体征和脑 CT 检查可以鉴别。

六、治疗

（一）中医治疗

1.辨证论治

（1）肝阳暴亢，瘀血阻窍证。

证候：突发头痛，疼痛剧烈，状如刀劈，伴有恶心，呕吐，烦躁，易激动，口干，口苦，渴喜冷饮，舌黯红或有瘀斑，苔黄，舌下脉络迂曲，脉弦。

治法：平肝潜阳，活血止痛。

方药：镇肝熄风汤加减。生龙骨（先煎）30 g，生牡蛎（先煎）30 g，代赭石（先煎）30 g，龟甲（先煎）10 g，白芍药 12 g，玄参 15 g，天冬 9 g，川牛膝 15 g，川楝子 9 g，茵陈 9 g，麦芽 9 g，川芎 9 g。

方解：方中生龙骨、生牡蛎、代赭石镇肝潜阳；龟甲、白芍药、玄参、天冬滋养肝肾之阴，又重用川牛膝辅以川楝子引气血下行；合茵陈、麦芽以清肝解郁；川芎以活血行气止痛。全方共奏平肝潜阳、活血止痛之效。

加减：夹有痰热者，加天竺黄、竹沥，清化痰热；心烦失眠者，加黄连、栀子、夜交藤、珍珠母，清心除烦、安神定志；头痛重者，加生石决明、夏枯草，平肝清热；烦躁者，加石菖蒲、远志，宁神定志；血瘀明显者，加红花、桃仁、牡丹皮，活血化瘀。

（2）肝风上扰，痰蒙清窍证。

证候：剧烈头痛，颈项强直，伴有恶心，呕吐，头晕昏沉或眩晕，可见谵妄或神志昏蒙，喉中痰鸣，舌质淡，苔黄或白腻，脉弦滑。

治法：平肝息风，化痰开窍

方药：羚角钩藤汤合温胆汤加减。羚羊角粉（分冲）1.2 g，生地黄 30 g，钩藤 15 g，菊花 9 g，桑叶 9 g，茯苓 15 g，白芍药 15 g，赤芍药 15 g，竹茹 9 g，川牛膝 15 g，川芎 9 g，牡丹皮 15 g，半夏 9 g，陈皮 9 g，栀子 9 g，生甘草 6 g。

方解：方中羚羊角粉入肝经，凉肝息风；钩藤清热平肝，息风止痉；桑叶、菊花辛凉疏泄，清热平肝息风，以加强凉肝息风之效；生地黄、白芍药、生甘草酸甘化阴，滋阴增液；川芎、赤芍药、牡丹皮清热凉血化瘀；竹茹、栀子清热化痰；茯苓、半夏、陈皮健脾燥湿化痰；牛膝引火下行。诸药配伍共奏平肝息风、化痰开窍之功。

加减：头痛剧烈者，加石决明、夏枯草，平肝清热；恶心呕吐者，加生姜，和中止呕；谵妄者，加石菖蒲、郁金，豁痰宁神；口苦、咽干者，加黄芩，清热利咽；痰多者，加天竺黄、川贝母，清热化痰。

（3）瘀血阻络，痰火扰心证。

证候：头痛日久不愈，痛有定处，突然头痛加剧，伴呕吐，项强，或抽搐，或半身不遂，口干但欲漱水不欲咽，唇甲紫黯，或持续发热，尿赤便秘，舌质黯，有瘀斑，苔黄燥，脉弦。

治法：活血化瘀，清化痰热。

方药：通窍活血汤合涤痰汤加减。川芎9g，桃仁12g，红花9g，赤芍药15g，牡丹皮15g，胆南星6g，半夏9g，橘红9g，竹茹9g，石菖蒲12g，枳实9g，茯苓15g。

方解：方中川芎、桃仁、红花、赤芍药、牡丹皮活血化瘀；半夏、橘红、胆南星、竹茹、茯苓清热健脾化痰；枳实行气化痰消痞；石菖蒲化湿开窍宁神。全方共奏活血化瘀、清化痰热之功。

加减：热重者，加栀子、黄芩，清热解毒；大便干者，加大黄、全瓜蒌，清热泻下通便；痰多者，加天竺黄、竹沥，清热化痰。

（4）元气败脱，神明散乱证。

证候：突然昏仆，不省人事，频频呕吐，肢体瘫软，手撒肢冷，冷汗淋漓，气息微弱，二便自遗，面青舌萎，舌质紫黯，苔白滑，脉微弱。

治法：益气固脱，回阳救逆。

方药：独参汤或参附汤加减。人参30g，制附子9g。

方解：方中人参大补元气；附子温肾壮阳，二药合用以奏益气固脱、回阳救逆之功。

加减：汗出淋漓者，加煅龙骨、煅牡蛎、五味子，敛汗固脱。

2.中成药

（1）天麻钩藤颗粒：适用于SAH肝阳暴亢、瘀血阻窍证，每次10g，每日3次，口服。

（2）至宝丹或安宫牛黄丸：适用于SAH肝风上扰、痰蒙清窍证，每次1丸（3g），每日1~2次，口服或鼻饲。

（3）牛黄宁宫片或安脑丸：适用于SAH瘀血阻络、痰火扰心证，每次3~6片或1~2丸，每日3次或2次口服。

（4）参附注射液：适用于SAH元气败脱、神明散乱证，20~40mL加入5%葡萄糖注射液或 0.9%氯化钠注射液 250~500 mL 中，静脉滴注，每日 1 次。

（5）生脉注射液或参麦注射液：适用于 SAH 元气败脱、神明散乱证，20~40 mL 加入 5%葡萄糖注射液 100~200 mL 中，静脉滴注，每日 1 次。

（6）脑血康口服液：适用于 SAH 瘀血不消所致的头痛头晕，每次 10~20 mL，每日 3 次口服。

3.针刺疗法

主穴：取双侧内关穴，用 28 号毫针直刺 1~1.5 寸，采用捻、转、提、插相结合，泻法，施术 1 分钟，接着刺水沟，用雀啄方法，至患者流泪，最后配以昆仑、太冲、列缺、阿是穴、太阳、率谷、风池等穴用泻法直刺 0.4~0.6 寸，留针 3~5 分钟，每日 1 次。

配穴：三棱针刺十宣穴放血。急性期每日 1~2 次。

（二）西医治疗

主要治疗原则：①控制继续出血，预防及解除血管痉挛，去除病因，防治再出血，尽早采取措施预防、控制各种并发症。②掌握时机尽早行 DSA 检查，如发现动脉瘤及动静脉畸形，应尽早行血管介入、手术治疗。

1.一般处理

绝对卧床护理 4~6 周，避免情绪激动和用力排便，防治剧烈咳嗽，烦躁不安时适当应用止咳剂、镇静剂；稳定血压，控制癫发作。对于血性脑脊液伴脑室扩大者，必要时可行脑室穿刺和体外引流，但应掌握引流速度要缓慢。发病后应密切观察 GCS 评分，注意心电图变化，动态观察局灶性神经体征变化和进行脑功能监测。

2.防止再出血

二次出血是本病的常见现象，故积极进行药物干预对防止再出血十分必要。蛛网膜下腔出血急性期脑脊液纤维素溶解系统活性增高，第 2 周开始下降，第 3 周后恢复正常。因此，选用抗纤维蛋白溶解药物抑制纤溶酶原的形成，具有防止再出血的作用。

（1）6-氨基己酸：为纤维蛋白溶解抑制剂，可阻止动脉瘤破裂处凝血块的溶解，又可预防再破裂和缓解脑血管痉挛。每次 8~12 g 加入 10%葡萄糖盐水 500 mL 中静脉滴注，每日 2 次。

（2）氨甲苯酸：又称抗血纤溶芳酸，能抑制纤溶酶原的激活因子，每次 200~400 mg，溶于葡萄糖注射液或 0.9%氯化钠注射液 20 mL 中缓慢静脉注射，每日 2 次。

（3）氨甲环酸：为氨甲苯酸的衍生物，抗血纤维蛋白溶酶的效价强于前两种药物，每次 250~500 mg 加入 5%葡萄糖注射液 250~500 mL 中静脉滴注，每日 1~2 次。

但近年来的一些研究显示抗纤溶药虽有一定的防止再出血作用，但同时增加了缺血事件的发生，因此不推荐常规使用此类药物，除非凝血障碍所致出血时可考虑应用。

3.降颅压治疗

蛛网膜下腔出血可引起颅内压升高、脑水肿，严重者可出现脑疝，应积极进行脱水降颅压治疗，主要选用 20%甘露醇静脉滴注，每次 125~250 mL，2~4 次/日；呋塞米入小壶，每次 20~80 mg，2~4 次/日；白蛋白 10~20 g/d，静脉滴注。药物治疗效果不佳或疑有早期脑疝时，可考虑脑室引流或颞肌下减压术。

4.防治脑血管痉挛及迟发性缺血性神经功能缺损

目前认为脑血管痉挛引起迟发性缺血性神经功能缺损（DIND）是动脉瘤性 SAH 最常见的死亡和致残原因。钙通道拮抗剂可选择性作用于脑血管平滑肌，减轻脑血管痉挛和 DIND。常用尼莫地平，每日 10 mg（50 mL），以每小时 2.5~5.0 mL 速度泵入或缓慢静脉滴注，5~14 日为 1 个疗程；也可选择尼莫地平，每次 40 mg，每日 3 次，口服。国外报道高血压-高血容量-血液稀释（3H）疗法可使大约 70%的患者临床症状得到改善。有数个报道认为与以往相比，"3H"疗法能够明显改善患者预后。增加循环血容量，提高平均动脉压（MAP），降低血细胞比容（HCT）至 30%~50%，被认为能够使脑灌注达到最优化。3H 疗法必须排除已存在脑梗死、高颅压，并已夹闭动脉瘤后才能应用。

5.防治急性脑积水

急性脑积水常发生于病后 1 周内，发生率为 9%~27%。急性阻塞性脑积水患者脑 CT 显示脑室急速进行性扩大，意识障碍加重，有效的疗法是行脑室穿刺引流和冲洗。但应注意防止脑脊液引流过度，维持颅内压在 15~30 mmHg，因过度引流会突然发生再出血。长期脑室引流要注意继发感染（脑炎、脑膜炎），感染率为 5%~10%。同时常规应用抗生素防治感染。

6.低钠血症的治疗

SIADH 的治疗原则主要是纠正低血钠和防止体液容量过多。可限制液体摄入量，1 日 <500~1000 mL，使体内水分处于负平衡以减少体液过多与尿钠丢失。注意应用利尿剂和高渗盐水，纠正低血钠与低渗血症。当血浆渗透压恢复，可给予 5%葡萄糖注射液维持，也可用抑制 ADH 药物，去甲金霉素 1~2 g/d，口服。

CSWS 的治疗主要是维持正常水盐平衡，给予补液治疗。可静脉或口服等渗或高渗盐液，根据低钠血症的严重程度和患者耐受程度单独或联合应用。高渗盐液补液速度以每小时 0.7 mmol/L，24 小时<20 mmol/L 为宜。如果纠正低钠血症速度过快可导致脑桥脱髓鞘病，应予特别注意。

7.外科治疗

经造影证实有动脉瘤或动静脉畸形者，应争取手术或介入治疗，根除病因防止再出血。

（1）显微外科：夹闭颅内破裂的动脉瘤是消除病变并防止再出血的最好方法，而且动脉瘤被夹闭，继发性血管痉挛就能得到积极有效的治疗。一般认为 Hunt-Hess 分级Ⅰ~Ⅱ级的患者应在发病后 48~72 小时内行早期手术。应用现代技术，早期手术已经不再难以克服。一些神经血管中心富有经验的医师已经建议给低评分的患者早期手术，只要患者的血流动力学稳定，颅内压得以控制即可。对于神经状况分级很差和（或）伴有其他内科情况，手术应该延期。对于病情不太稳定、不能承受早期手术的患者，可选择血管内治疗。

（2）血管内治疗：选择适合的患者行血管内放置 Gugliel mi 可脱式弹簧圈（Gugliel mi de tachable coils，GDCs），已经被证实是一种安全的治疗手段。近年来，一般认为治疗指征为手术风险大或手术治疗困难的动脉瘤。

（三）中西医结合治疗思路

SAH 是一种急性脑血管疾病，死亡率较高，尤其是再次发病后。治疗的关键点主要为急性期的治疗措施是否准确到位。控制血管痉挛、降低颅内压，现代医学有成熟可靠的方法；防治脑血管痉挛及继发的缺血性脑损害，尼莫地平有一定疗效。经造影证实有动脉瘤或动静脉畸形者，应争取手术或介入治疗。

中医药的干预应在发病开始即进行，辨证论治可有效调节机体的阴阳平衡。SAH 急性期或重症患者临床的痰热证表现最为常见，给予活血化瘀、清热化痰、通腑泄热治疗对防治继续出血、脑保护、抗脑水肿、促醒等方面具有一定疗效。中药静脉制剂的不断开发利用对提高治疗的快捷性和临床疗效发挥了较好作用，醒脑静注射液、痰热清注射液、清开灵注射液、丹参注射液、三七总皂苷注射液等均可辨证使用，尤其是三七制剂的双相调节机制，有止血不留瘀、活血不出血的作用。因此病属中医学"中风"范畴，根据中医"有是证用是药"和"同病异治，异病同治"理论，在不同时期可参考第二节脑出血的辨证论治。关于急性期活血化瘀药的使用，张学文教授认为 SAH 血液流入蛛网膜下腔，离经之血即为瘀血，出血越多，瘀血越重，不仅直接损伤神明，又致脑络不利，津血流通不畅，形成瘀血并存，适当应用活血化瘀药，可促进积血吸收，减轻脑血管痉挛，控制和减轻脑水肿，防止后期脑积水形成。其经验方清通三七汤由水牛角、栀子、三七、牡丹皮、生地黄、川牛膝、大黄、丹参、地龙、水蛭等组成，具清热凉血、化瘀止血之功，有较好临床疗效。中医药在术后的调治、治疗和预防脑血管痉挛、慢性脑积水、急性期发热等方面有越来越多的报道。

七、预后与预防

（一）预后

临床常采用 Hunt 和 Kosnik（1974）修改的 Botterell 的分级方案，对预后判断有帮助。I~II 级患者预后佳，IV~V 级患者预后差，III 级患者介于两者之间。

首次蛛网膜下腔出血的死亡率约为 10%~25%。死亡率随着再出血递增。再出血和脑血管痉挛是导致死亡和致残的主要原因。蛛网膜下腔出血的预后与病因、年龄、动脉瘤的部位、瘤体大小、出血量、有无并发症、手术时机选择及处置是否及时、得当有关。

（二）预防

蛛网膜下腔出血病情常较危重，死亡率较高，尽管不能从根本上达到预防目的，但对已知的病因应及早积极对因治疗，如控制血压、戒烟、限酒，以及尽量避免剧烈运动、情绪激动、过劳、用力排便、剧烈咳嗽等；对于长期便秘的个体应采取辨证论治思路长期用药（如麻仁润肠丸、芪蓉润肠口服液、香砂枳术丸、越鞠保和丸等）；情志因素常为本病的诱发因素，对于已经存在脑动脉瘤、动脉血管夹层或烟雾病的患者，保持情绪稳定至关重要。

不少尸检材料证实，患者生前曾患动脉瘤但未曾破裂出血，说明存在危险因素并不一定完全会出血，预防动脉瘤破裂有着非常重要的意义。应当强调的是，蛛网膜下腔出血常在首次出血后 2 周再次发生出血且常常危及生命，故对已出血患者积极采取有效措施进行整体调节并及时给予恰当的对症治疗，对预防再次出血至关重要。

第三节 短暂性脑缺血发作

短暂性脑缺血发作（TIA）是指因脑血管病变引起的短暂性、局限性脑功能缺失或视网膜功能障碍。临床症状一般持续 10~20 分钟，多在 1 小时内缓解，最长不超过 24 小时，不遗留神经功能缺失症状，结构性影像学（CT、MRI）检查无责任病灶。凡临床症状持续超过 1 小时且神经影像学检查有明确病灶者不宜称为 TIA。

1975 年时曾将 TIA 定义限定为 24 小时，这是基于时间的定义。2002 年美国 TIA 工作组提出了新的定义，即由于局部脑或视网膜缺血引起的短暂性神经功能缺损发作，典型临床症状持续不超过 1 小时，且无急性脑梗死的证据。TIA 新的基于组织学的定义以脑组织有无损伤为基础，更有利于临床医师及时进行评价，使急性脑缺血能得到迅速干预。

流行病学统计表明，15%的脑卒中患者曾发生过 TIA。不包括未就诊的患者，美国每年 TIA 发作人数估计为 20 万~50 万人。TIA 发生脑卒中率明显高于一般人群，TIA 后第 1 个月内发生脑梗死者占 4%~8%；1 年内约 12%~13%；5 年内增至 24%~29%。TIA 患者发生脑卒中在第 1 年内较一般人群高 13~16 倍，是最严重的"卒中预警"事件，也是治疗干预的最佳时机，频发 TIA 更应以急诊处理。

本病相当于中医学"微风""小中风""中风先兆""眩晕"等病证。

一、病因与发病机制

（一）中医病因病机

中医学认为短暂性脑缺血之所以随发随止，是因为气血尚未衰败；之所以反复发作，是因为机体内致病因素存在；之所以多无持久的意识障碍，是由于尚未中脏腑。其病因病机与中风相同。风、火、痰、瘀、虚是其主要病因病机。

1.风火上炎

素体阳盛，性情急躁，肝火旺盛，或郁怒伤肝，肝郁化火，亢而动风，风火上炎，鼓荡气血上冲犯脑。

2.风痰瘀阻

因五志过极，暴怒伤肝，引动心火，风火夹痰，气血阻滞等，而见经络失常症状。

3.痰热腑实

饮食不节，肥甘厚腻，痰热内生，风阳夹痰，蒙蔽清窍。

4.气虚血瘀

由于积损正衰、年老体弱等致正气不足，卫外不顾，外邪入中经络，气血痹阻。

5.阴虚风动

劳累过度，肝肾阴虚，肝阳上亢，上扰清窍。病性多为本虚标实，上盛下虚。在本为肝肾阴虚，在标为风火相扇，痰湿壅盛，瘀血阻滞，气血运行不畅。其基本病机为气血阻滞、经络失常。

（二）西医病因及发病机制

1.病因　TIA 病因各有不同，主要是动脉粥样硬化和心源性栓子。多数学者认为微栓塞或血流动力学障碍是 TIA 发病的主要原因，90%左右的微栓子源于心脏和动脉系统，动脉粥样硬化是 50 岁以上患者 TIA 的最常见原因。

2.发病机制

TIA 的真正发病机制至今尚未完全阐明。主要有血流动力学改变学说和微栓子学说。

（1）血流动力学改变学说：TIA 的主要原因是血管本身病变。动脉粥样硬化造成大血管的严重狭窄，由于病变血管自身调节能力下降，当一些因素引起灌注压降低时，病变血管支配区域的血流就会显著下降，同时可能存在全血黏度增高、红细胞变形能力下降和血小板功能亢进等血液流变学改变，促进了微循环障碍的发生，而使局部血管无法保持血流量的恒定，导致相应供血区域 TIA 的发生。血流动力学型 TIA 在大动脉严重狭窄基础上合并血压下降，导致远端一过性脑供血不足症状，当血压回升时症状可缓解。

（2）微栓子学说：大动脉的不稳定粥样硬化斑块破裂，脱落的栓子随血流移动，阻塞远端动脉，随后栓子很快发生自溶，临床表现为一过性缺血发作。动脉的微栓子来源最常见的部位是颈内动脉系统。心源性栓子为微栓子的另一来源，多见于心房颤动、心瓣膜疾病及左心室血栓形成。

（3）其他学说：脑动脉痉挛、受压学说，如脑血管受到各种刺激造成的痉挛或由于颈椎骨质增生压迫椎动脉造成缺血；颅外血管盗血学说，如锁骨下动脉严重狭窄，椎动脉脑血流逆行，导致颅内灌注不足等。

TIA 常见的危险因素包括高龄、高血压、抽烟、心脏病（冠心病、心律失常、充血性心力衰竭、心脏瓣膜病）、高血脂、糖尿病和糖耐量异常、肥胖、不健康饮食、体力活动过少、过度饮酒、口服避孕药或绝经后雌激素的应用、高同型半胱氨酸血症、抗心磷脂抗体综合征、蛋白 C/蛋白 S 缺乏症等。

二、临床表现

TIA 多发于老年人，男性多于女性。发病突然，恢复完全，不遗留神经功能缺损的症状和体征，多有反复发作的病史。持续时间短暂，一般为 10~15 分钟，颈内动脉系统平均为 14 分钟，椎—基底动脉系统平均为 8 分钟，每日可有数次发作，发作间期无神经系统症状及阳性体征。颈内动脉系统 TIA 与椎—基底动脉系统 TIA 相比，发作频率较少，但更容易进展为脑梗死。

TIA 神经功能缺损的临床表现依据受累的血管供血范围而不同，临床常见的神经功能缺损有以下两种。

（一）颈动脉系统 TIA

最常见的症状为对侧面部或肢体的一过性无力和感觉障碍、偏盲，偏侧肢体或单肢的发作性轻瘫最常见，通常以上肢和面部较重，优势半球受累可出现语言障碍。单眼视力障碍为颈内动脉系统 TIA 所特有，短暂的单眼黑蒙是颈内动脉分支——眼动脉缺血的特征性症状，表现为短暂性视物模糊、眼前灰暗感或云雾状。

（二）椎—基底动脉系统 TIA

常见症状为眩晕、头晕、平衡障碍、复视、构音障碍、吞咽困难、皮质性盲和视野缺损、共济失调、交叉性肢体瘫痪或感觉障碍。脑干网状结构缺血可能由于双下肢突然失去张力，造成跌倒发作。颞叶、海马、边缘系统等部位缺血可能出现短暂性全面性遗忘症，表现为突发的一过性记忆丧失，时间、空间定向力障碍，患者有自知力，无意识障碍，对话、书写、计算能力保留，症状可持续数分钟至数小时。

三、辅助检查

治疗的结果与确定病因直接相关，辅助检查的目的就在于确定病因及危险因素。

（一）TIA 的神经影像学表现

普通 CT 和 MRI 扫描正常。MRI 灌注成像（PWI）表现可有局部脑血流减低，但不出现 DWI 的影像异常。TIA 作为临床常见的脑缺血急症，要进行快速的综合评估，尤其是 MRI 检查（包括 DWI 和 PWI），以便鉴别脑卒中、确定半暗带、制定治疗方案和判断预后。CT 检查可以排除脑出血、硬膜下血肿、脑肿瘤、动静脉畸形和动脉瘤等临床表现与 TIA 相似的疾病，必要时需行腰椎穿刺以排除蛛网膜下腔出血。CT 血管成像（CTA）、磁共振血管成像（MRA）有助于了解血管情况。梗死型 TIA 的概念是指临床表现为 TIA，但影像学上有脑梗死的证据，早期的 MRI 弥散成像（DWI）检查发现，20%~40%临床上表现为 TIA 的患者存在梗死灶。但实际上根据 TIA 的新概念，只要出现了梗死灶就不能诊断为 TIA。

（二）血浆同型半胱氨酸检查

血浆同型半胱氨酸（hcy）浓度与动脉粥样硬化程度密切相关，血浆 hcy 水平升高是全身性动脉硬化的独立危险因素。

（三）其他检查

TCD 检查可发现颅内动脉狭窄，并且可进行血流状况评估和微栓子检测。血常规和生化检查也是必要的，神经心理学检查可能发现轻微的脑功能损害。双侧肱动脉压、桡动脉搏动、双侧颈动脉及心脏有无杂音、全血和血小板检查、血脂、空腹血糖及糖耐量、纤维蛋白原、凝血功能、抗心磷脂抗体、心电图、心脏及颈动脉超声、TCD、DSA 等，有助于发现 TIA 的病因和危险因素、评判动脉狭窄程度、评估侧支循环建立程度和进行微栓子的检测；有条件时应考虑经食管超声心动图检查，可能会发现卵圆孔未闭等心源性栓子的来源。

四、诊断与鉴别诊断

（一）诊断

诊断只能依靠病史，根据血管分布区内急性短暂神经功能障碍与可逆性发作特点，结合 CT 排除出血性疾病可考虑 TIA。确立 TIA 诊断后应进一步进行病因、发病机制的诊断和危险因素分析。TIA 和脑梗死之间并没有截然的区别，二者应被视为一个疾病动态演变过程的不同阶段，应尽可能采用"组织学损害"的标准界定二者。

（二）鉴别诊断

鉴别需要考虑其他可以导致短暂性神经功能障碍发作的疾病。

1.局灶性癫后出现的 Todd 麻痹

局限性运动性发作后可能遗留短暂的肢体无力或轻偏瘫，持续 0.5~36 小时后可消除。患者有明确的癫病史，EEG 可见局限性异常，CT 或 MRI 可能发现脑内病灶。

2.偏瘫型偏头痛

多于青年期发病，女性多见，可有家族史，头痛发作的同时或过后出现同侧或对侧肢体不同程度瘫痪，并可在头痛消退后持续一段时间。

3.晕厥

为短暂性弥漫性脑缺血、缺氧所致，表现为短暂性意识丧失，常伴有面色苍白、大汗、血压下降，EEG 多数正常。

4.梅尼埃病

发病年龄较轻，发作性眩晕、恶心、呕吐可与椎—基底动脉系统 TIA 相似，反复发作常合并耳鸣及听力减退，症状可持续数小时至数天，但缺乏中枢神经系统定位体征。

5.其他

血糖异常、血压异常、颅内结构性损伤（如肿瘤、血管畸形、硬膜下血肿、动脉瘤等）、多发性硬化等，也可能出现类似 TIA 的临床症状。临床上可以依靠影像学资料和实验室检查进行鉴别诊断。

五、治疗

（一）中医治疗

1.辨证论治

（1）风火上炎证。

证候：一过性眩晕，头痛，半身不遂，步履不稳，偏身麻木，或言语謇涩；面红目赤，烦躁易怒，便干便秘，尿短赤，舌质红绛，舌苔薄白，脉弦数。

治法：清热泻火，平肝息风。

方药：天麻钩藤汤合龙胆泻肝汤加减。天麻 10 g，钩藤 10 g，黄芩 15 g，龙胆草 5 g，车前草 15 g，白芍药 10 g，栀子 10 g，黄连 10 g，泽泻 10 g，柏子仁 15 g。

方解：方中天麻平肝息风，钩藤清肝火、平肝阳，二者配伍平肝息风；黄芩、黄连、栀子清三焦之火；龙胆草清肝胆之热；白芍药养血敛阴平肝；泽泻、车前草利湿泻火；柏子仁润肠通便安神。全方共奏清热泻火、平肝息风之功。

加减：心火盛者，加莲子心，清心安神；失眠者，加远志，交通心肾、宁心安神。

（2）风痰瘀阻证。

证候：一过性半身不遂，言语謇涩，偏身麻木，步履不稳，或头晕目眩；痰多而黏，舌质黯淡，舌苔薄白或白腻，脉弦滑。

治法：祛风化痰，化瘀通络。

方药：二陈汤合天麻钩藤汤加减。陈皮 9 g，半夏 9 g，茯苓 15 g，天麻 10 g，钩藤 10 g，石菖蒲 15 g，川芎 15 g，当归 15 g，黄芪 20 g，白术 15 g。

方解：方中半夏燥湿化痰；茯苓、陈皮健脾化痰；天麻、钩藤平肝息风；石菖蒲化痰开窍；川芎、当归二药配伍化瘀通络，同时配以黄芪、白术补脾益气，燥湿化痰。全方共奏祛风化痰、祛瘀通络之功。

加减：伴胸闷呕恶、纳呆便溏等痰湿中阻之象者，加苍术、厚朴，燥湿宽中。

（3）痰热腑实证。

证候：一过性半身不遂，偏身麻木，步履不稳，言语謇涩，或眩晕呕吐，饮水呛咳；咯痰或痰多，腹胀便干便秘，舌质黯红，苔黄腻，脉弦滑或偏瘫侧弦滑而大。

治法：清热化痰，通腑泄热。

方药：导痰汤合大承气汤加减。陈皮 10 g，半夏 10 g，胆南星 10 g，茯苓 15 g，大黄 10 g，枳实 10 g，厚朴 10 g，黄芩 10 g，栀子 10 g，瓜蒌 10 g。

方解：方中陈皮、半夏燥湿化痰；茯苓健脾化痰；胆南星清热化痰；大黄泻火通便；枳实、厚朴二药配伍行气消积、化痰除痞；黄芩、栀子清热泻火；瓜蒌清热涤痰通便。全方共奏清热化痰、通腑泄热之功。

加减：痰湿重者，可加薤白，理气化痰；咯痰黄稠者，加竹茹，清热化痰；呕吐者，可加砂仁，调中止呕；眩晕者，加天麻、钩藤，平肝潜阳息风。

（4）气虚血瘀证。

证候：一过性偏身麻木，言语謇涩，半身不遂，眩晕，步履不稳；面色苍白，气短乏力，自汗出，舌质黯淡，舌苔薄白，脉细涩。

治法：健脾益气，活血通络。

方药：补阳还五汤加减。生黄芪 30 g，党参 15 g，川芎 15 g，当归 15 g，茯苓 15 g，延胡索 10 g，川楝子 10 g，鸡血藤 20 g，白术 15 g。

方解：方中生黄芪、党参补气；白术、茯苓健脾益气；川芎、当归活血化瘀通络；延胡索、川楝子行气通络；鸡血藤养血活血通络。全方共奏健脾益气、活血通络之功。

加减：瘀血重者，加桃仁、红花，活血化瘀通络；肢体麻木重者，加清风藤、络石藤、海风藤，祛风除湿、通经活络；伴肢体发冷者，可加桂枝，温阳通络。

（5）阴虚风动证。

证候：一过性眩晕，半身不遂，言语謇涩，偏身麻木，或饮水呛咳，步履不稳；耳鸣，烦躁不寐，手足心热，咽干口燥，舌质红或体瘦有裂纹，少苔或无苔，脉弦细数。

治法：育阴潜阳，平肝息风。

方药：镇肝熄风汤加减。牡蛎（先煎）30 g，龟甲（先煎）30 g，白芍药 15 g，怀牛膝 15 g，天麻 15 g，钩藤 15 g，生地黄 20 g，川芎 10 g。

方解：方中牡蛎平肝潜阳，龟甲滋阴潜阳益肾养血，二药配伍养阴息风；白芍药滋阴润肝；怀牛膝补益肝肾、活血通络；天麻、钩藤平肝息风；生地黄养阴润燥生津；川芎活血。全方共奏育阴潜阳、平肝息风之功。

加减：肝肾阴虚甚者，可加山茱萸、山药、枸杞子，滋补肝肾；腰膝酸软者，可加杜仲，补肾壮腰。

2.中成药

（1）通心络胶囊：适用于 TIA 气虚血瘀证，每次 4 粒，每日 3 次，口服。

（2）大活络丹：适用于 TIA 风痰瘀阻证，每次 1 丸，每日 1 次，口服。

（3）六味地黄丸：适用于 TIA 阴虚风动证，每次 6 g，每日 2 次，口服。

（4）黄芪注射液：适用于 TIA 气虚血瘀证，每次 20 mL 加入 5%葡萄糖注射液 250 mL 中，每日 1 次，静脉滴注。

3.针刺疗法

（1）体针。

主穴：百会、肩、曲池、合谷、阳陵泉、足三里、三阴交、太冲。

方解：百会穴位于头顶部位，头为诸阳之会，百脉之宗，而本穴则为各经脉气会聚之处，连贯周身经穴，对于调节机体的阴阳平衡起着重要的作用；风病多犯阳经，肩、曲池、合谷、阳陵泉、足三里为手足阳经穴位，调和经脉，疏通气血；三阴交为足三阴经交会处，滋养肝肾之阴；太冲可平肝息风。

配穴：痰湿重者，可配丰隆；肝肾之阴不足甚者，可配太溪、肝俞、肾俞；眩晕耳鸣甚者，可配耳门、听宫、听会；上肢可配肩、手三里、外关；下肢可配风市、伏兔、绝骨；肌肤不仁者，可配皮肤针局部叩刺。

针法：毫针刺，补虚泻实，每日或隔日1次，每次留针30分钟。

（2）耳针。

选穴：脑、皮质下、肾、肝、脾。

方法：可毫针刺，每日或隔日1次，每次留针30分钟；或用王不留行贴压。

（二）西医治疗

TIA是缺血性血管病变的重要部分。TIA既是急症，也是预防缺血性血管病变的最佳和最重要时机。TIA的治疗与二级预防密切结合，可减少脑卒中及其他缺血性血管事件的发生。TIA症状持续1小时以上，应按照急性脑卒中流程进行处理。根据TIA病因和发病机制的不同，应采取不同的治疗策略。

1.控制危险因素

TIA需要严格控制危险因素，包括调整血压、血糖、血脂、同型半胱氨酸，以及戒烟、治疗心脏疾病、避免大量饮酒、有规律的体育锻炼、控制体重等。已经发生TIA的患者或高危人群可长期服用抗血小板药物。肠溶阿司匹林为目前最主要的预防性用药之一。

2.药物治疗

（1）抗血小板聚集药物：阻止血小板活化、黏附和聚集，防止血栓形成，减少动脉微栓子。常用药物为：①阿司匹林肠溶片。通过抑制环氧化酶减少血小板内花生四烯酸转化为血栓烷 A_2（TXA_2）防止血小板聚集，各国指南推荐的标准剂量不同，我国指南的推荐剂量为 75~150 mg/d。②氯吡格雷（75 mg/d）。也是被广泛采用的抗血小板药，通过抑制血小板表面的二磷酸腺苷（ADP）受体阻止血小板积聚；③双嘧达莫。为血小板磷酸二酯酶抑制剂，缓释剂可与阿司匹林联合使用，效果优于单用阿司匹林。

（2）抗凝治疗：考虑存在心源性栓子的患者应予抗凝治疗。抗凝剂种类很多，肝素、低分子量肝素、口服抗凝剂（如华法林、香豆素）等均可选用，但除低分子量肝素外，其他抗凝剂如肝素、华法林等应用过程中应注意检测凝血功能，以避免发生出血不良反应。低分子量肝素，每次 4000~5000 U，腹部皮下注射，每日 2 次，连用 7~10 日，与普通肝素比较，生物利用度好，使用安全。口服华法林 6~12 mg/d，3~5 日后改为 2~6 mg/d 维持，目标国际标准化比值（INR）范围为 2.0~3.0。

（3）降压治疗：血流动力学型 TIA 的治疗以改善脑供血为主，慎用血管扩张药物，除抗血小板聚集、降脂治疗外，需慎重管理血压，避免降压过度，必要时可给予扩容治疗。在大动脉狭窄解除后，可考虑将血压控制在目标值以下。

（4）生化治疗：防治动脉硬化及其引起的动脉狭窄和痉挛以及斑块脱落的微栓子栓塞造成 TIA。主要用药有：维生素 B_1，每次 10 mg，3 次/日；维生素 B_2，每次 5 mg，3 次/日；维生素 B_6，每次 10 mg，3 次/日；复合维生素 B，每次 10 mg，3 次/日；维生素 C，每次 100 mg，3 次/日；叶酸片，每次 5 mg，3 次/日。

3.手术治疗

颈动脉剥脱术（CEA）和颈动脉支架治疗（CAS）适用于症状性颈动脉狭窄 70% 以上的患者，实际操作上应从严掌握适应证。仅为预防脑卒中而让无症状的颈动脉狭窄患者冒险进行手术不是正确的选择。

（三）中西医结合治疗思路

短暂性脑缺血发作治疗的主要意义不仅是制止发作，而是预防实质性更大面积脑梗死的发生。2007 年 Stroke 曾提出 tripill 概念，即抗血小板、降压及他汀类药治疗缺血性脑血管疾病的三大药物，至今也是治疗 TIA 的主要手段。短暂性脑缺血发作和其他的神经系统疾病可以出现部分相同的临床表现，可以同属"眩晕"临床范畴，但本病与其他疾病的病理过程不同，其预后转归也有所区别。应从主要是血管病变还是血液成分改变导致的 TIA 角度考虑如何消除主要病因，预防脑血管事件的发生。

中医对本病治疗则从扶正祛邪、调整阴阳入手，从而发挥中医的整体观、辨证论治的优势。本病除了发作时的对症治疗，重点在于预防，防止脑梗死的发生，因此应充分利用中医在预防疾病、改善亚健康状态方面的优势，辨证分析个体的不同证候类型，有的放矢、有针对性地采取防治措施。

在发病期间应以西医治疗为主，发挥西药作用迅速的特点，以使局部缺血得到迅速缓解，不致脑组织发生坏死。此后可采用中医辨证治疗，整体调节人体阴阳平衡及脏腑功能，使机体维持在阴平阳秘的和谐状态。不少相关临床研究证明中医辨证论治可有效调整脂代谢、改善血液流变学、改善微循环等。

传统的中医药特别是某些临床有效的中草药已找到了现代科学的依据。譬如现代医学研究发现，活血化瘀通络等药物在某种程度上可以起到改善脑组织血液循环，增加脑血流量，降低血管阻力，防止血小板聚集和释放，以及去纤、降血脂等作用。如丹参可以改善微循环障碍，缓解脑血管痉挛，降低血液黏滞度，改善脑供血，同时可以抑制脑缺血区的脂质过氧化反应，增加超氧化物歧化酶的活性，清除自由基，从而改善脑组织细胞及神经功能。黄芪能扩张脑血管，改善血液循环，具有抗脑组织细胞缺氧功能。有 TIA 发作史的患者通常有高血压、动脉硬化病史，或有糖尿病、心脏病史，或血压低、血的黏度高、血脂高等；但主要还应从中医辨证出发，切不可单独从所谓的单味药物的某些成分而片面理解中医药，更不应走向废医存药的死胡同。

中西医结合从整体调节出发，注重整体与局部结合，辨证与辨病相结合，预防与治疗并重。现代医学对本病的治疗包括治疗原发病如代谢综合征或糖尿病、高脂血症、高黏滞血症及高凝状态，以及调节血压、积极治疗心脏病、外科手术治疗等全面控制危险因素的综合治疗。在进行中医辨证论治的同时，可配合改善血流状态的西药，如阿司匹林，并改变不良的生活习惯。中西医共同治疗，可有效预防 TIA 的再次发生，从而降低脑梗死的发病率。

六、预后与预防

（一）预后

TIA 可使发生缺血性脑卒中的危险性增加。传统观点认为，未经治疗的 TIA 患者约 1/3 发展成脑梗死，1/3 可反复发作，另 1/3 可自行缓解。但如果经过认真细致的中西医结合治疗应会减少脑梗死的发生比例。一般第一次 TIA 后，10%~20% 的患者在其后 90 天内出现缺血性脑卒中，其中 50% 发生在第一次 TIA 发作后 24~28 小时。预示脑卒中发生率增高的危险因素包括高龄、糖尿病、发作时间超过 10 分钟、颈内动脉系统 TIA 症状（如无力和语言障碍）；椎—基底动脉系统 TIA 发生脑梗死的比例较少。

（二）预防

近年来，以中西医结合治疗本病的临床研究证明，在注重整体调节的前提下，病证结合，中医辨证论治能有效减少 TIA 发作的频率及程度并降低形成脑梗死的危险因素，从而起到预防脑血管病事件发生的作用。

第四节　腔隙性脑梗死

腔隙性脑梗死是指大脑半球深部白质和脑干等中线部位，由直径为 100~400 μm 的穿支动脉血管闭塞导致的脑梗死。所引起的病灶为 0.5~15.0 mm³ 的梗死灶。大多由大脑前动脉、大脑中动脉、前脉络膜动脉和基底动脉的穿支动脉闭塞所引起。脑深部穿动脉闭塞导致相应灌注区脑组织缺血、坏死、液化，由吞噬细胞将该处组织移走而形成小腔隙。好发于基底节、丘脑、内囊、脑桥的大脑皮质贯通动脉供血区。反复发生多个腔隙性脑梗死，称多发性腔隙性脑梗死。临床引起相应的综合征，常见的有纯运动性轻偏瘫、纯感觉性卒中、构音障碍—手笨拙综合征、共济失调性轻偏瘫和感觉运动性卒中。高血压和糖尿病是主要原因，特别是高血压尤为重要。腔隙性脑梗死占脑梗死的 20%~30%。

有症状和体征的腔隙性脑梗死相当于中医学的"中风""半身不遂""但臂不遂""眩晕"等。

一、病因与发病机制

（一）中医病因病机

汉代张仲景《金匮要略·中风历节病脉证并治》曰："夫风之为病，当半身不遂，或但臂不遂者，此为痹；脉微而数，中风使然。"并曰："邪在于络，肌肤不仁；邪在于经，即重不胜；邪入于腑，即不识人；邪入于脏，舌即难言，口吐涎。"始将半身不遂与不识人联系为一病，名曰"中风"，并创中经络、中脏腑的辨证分类法，这对于判断病位的深浅及病情的轻重有积极意义。中经络者一般无神志障碍。有症状和体征的腔隙性脑梗死符合中风中经络的发病机制。其主要中医病因病机概述如下。

1.阴虚风动

"年四十而阴气自半，起居衰矣。"年老体衰，肾气亏虚；或劳倦伤肾，肾精亏损，水不涵木，肝肾阴虚，阴不制阳，亢而化风，风阳上越，风中脑络，即发中风。

2.风痰瘀阻

素体肥胖，痰湿内盛；或过食肥甘醇酒致脾胃受伤，脾运失调，水湿运化失司而致痰湿内生；若烦劳过度，致使阳气升张，引动风阳，内风旋动夹痰，风痰上扰，阻滞脑络，即发中风。

3.气虚血瘀

年老体弱，或久病气虚，或喜静而不喜动，或久卧伤气，或忧思伤脾，正气不足，气虚不运，血行不畅，瘀滞脑络，脑神失养，则眩晕，肢体麻木；一旦血瘀阻脑络，气血不通，而致中风。

（二）西医病因及发病机制

1.病因

真正的病因和发病机制尚未完全清楚，但与下列因素有关。

（1）高血压：长期高血压作用于小动脉及微小动脉壁，致脂质透明变性，管腔闭塞，产生腔隙性病变。舒张压增高是多发性腔隙性脑梗死的常见原因。

（2）糖尿病：糖尿病时血浆低密度脂蛋白及极低密度脂蛋白的浓度增高，引起脂质代谢障碍，促进胆固醇合成，从而加速、加重动脉硬化的形成。

（3）微栓子（无动脉病变）：各种类型小栓子阻塞小动脉导致腔隙性脑梗死，如胆固醇、红细胞增多症、纤维蛋白等。

（4）血液成分异常：如红细胞增多症、血小板增多症和高凝状态，也可导致发病。

2.发病机制

腔隙性脑梗死的发病机制还不完全清楚。微小动脉粥样硬化被认为是症状性腔隙性脑梗死常见的发病机制。在慢性高血压患者中，在粥样硬化斑为 $100\sim400~\mu m$ 的小动脉中，也能发现动脉狭窄和闭塞。颈动脉粥样斑块，尤其是多发性斑块，可能会导致腔隙性脑梗死；脑深部穿动脉闭塞，导致相应灌注区脑组织缺血、坏死，由吞噬细胞将该处脑组织移走，遗留小腔，因而导致该部位神经功能缺损。

二、病理

腔隙性脑梗死灶呈不规则圆形、卵圆形或狭长形。累及管径在 $100\sim400~\mu m$ 的穿动脉，梗死部位主要在基底节（特别是壳核和丘脑）、内囊和脑桥的白质。大多数腔隙性脑梗死位于豆纹动脉分支、大脑后动脉的丘脑深穿支、基底动脉的旁中央支供血区。阻塞常发生在深穿支的前半部分，因而梗死灶均较小，大多数直径为 $0.2\sim15~mm$。病变血管可见透明变性、玻璃样脂肪变、玻璃样小动脉坏死、血管壁坏死和小动脉硬化等。

三、临床表现

本病常见于 40~60 岁以上的中老年人。腔隙性脑梗死患者中高血压的发病率约为 75%，糖尿病的发病率约为 25%~35%，有 TIA 史者约为 20%。

（一）症状和体征

临床症状一般较轻，体征单一，一般无头痛、颅内高压症状和意识障碍。由于病灶小，又常位于脑的静区，故许多腔隙性脑梗死在临床上无症状。

（二）临床综合征

Fisher 根据病因、病理和临床表现，归纳为 21 种综合征，常见的有以下几种。

1.纯运动性轻偏瘫（PMH）最常见，约占 60%，表现为病灶对侧轻偏瘫，而不伴失语、感觉障碍和视野缺损，病灶多在内囊和脑干。

2.纯感觉性卒中（PSS）约占 10%，表现为病灶对侧偏身感觉障碍，也可伴有感觉异常，如麻木、烧灼和刺痛感。病灶在丘脑腹后外侧核或内囊后肢。

3.构音障碍-手笨拙综合征（DCHS）约占 20%，表现为构音障碍、吞咽困难，病灶对侧轻度中枢性面、舌瘫，手的精细运动欠灵活，指鼻试验欠稳。病灶在脑桥基底部或内囊前肢及膝部。

4.共济失调性轻偏瘫（AH）病灶同侧共济失调和病灶对侧轻偏瘫，下肢重于上肢，伴有锥体束征。病灶多在放射冠汇集至内囊处，或脑桥基底部皮质脑桥束受损所致。

5.感觉运动性卒中（SMS）少见，以偏身感觉障碍起病，然后出现轻偏瘫，病灶位于丘脑腹后核及邻近内囊后肢。

6.腔隙状态由 Marie 提出，由于多次腔隙性脑梗死后，有进行性加重的偏瘫、严重的精神障碍、痴呆、平衡障碍、二便失禁、假性延髓性麻痹、双侧锥体束征和类帕金森综合征等。近年由于有效控制血压及治疗的进步，现在已很少见。

四、辅助检查

（一）神经影像学检查

1.颅脑 CT

非增强 CT 扫描显示为基底节区或丘脑呈卵圆形低密度灶，边界清楚，直径为 10~15 mm。由于病灶小，占位效应轻微，一般仅为相邻脑室局部受压，多无中线移位，梗死密度随时间逐渐减低，4 周后接近脑脊液密度，并出现萎缩性改变。增强扫描于梗死后 3 日至 1 个月可能发生均一或斑块性强化，以 2~3 周明显，待达到脑脊液密度时，则不再强化。

2.颅脑 MRI

MRI 显示比 CT 优越，尤其是对脑桥的腔隙性脑梗死和新旧腔隙性脑梗死的鉴别有意义，增强后能提高阳性率。颅脑 MRI 检查在 TW2 像上显示高信号，是小动脉阻塞后新的或陈旧的病灶。T_1WI 和 T_2WI 分别表现为低信号和高信号斑点状或斑片状病灶，呈圆形、椭圆形或裂隙形，最大直径常为数毫米，一般不超过 1 cm。急性期 T_1WI 的低信号和 T_2WI 的高信号，常不及慢性期明显，由于水肿的存在，使病灶看起来常大于实际梗死灶。注射造影剂后，T_1WI 急性期、亚急性期和慢性期病灶显示增强，呈椭圆形、圆形，也可呈环形。

3.CT 血管成像（CTA）、磁共振血管成像（MRA）

了解颈内动脉有无狭窄及闭塞程度。

（二）超声检查

经颅多普勒超声（TCD）了解颈内动脉狭窄及闭塞程度。三维 B 超检查，了解颈内动脉粥样硬化斑块的大小和厚度。

（三）血液学检查

了解有无糖尿病和高脂血症等。

五、诊断与鉴别诊断

（一）诊断

（1）中老年人发病，多数患者有高血压病史，部分患者有糖尿病史或 TIA 史。

（2）急性或亚急性起病，症状比较轻，体征比较单一。

（3）临床表现符合 Fisher 描述的常见综合征之一。

（4）颅脑 CT 或 MRI 发现与临床神经功能缺损一致的病灶。

（5）预后较好，恢复较快，大多数患者不遗留后遗症状和体征。

（二）鉴别诊断

1.小量脑出血

均为中老年发病，有高血压和急起的偏瘫和偏身感觉障碍。但小量脑出血头颅 CT 显示高密度灶即可鉴别。

2.脑囊虫病

CT 均表现为低信号病灶。但是，脑囊虫病 CT 呈多灶性、小灶性和混合灶性病灶，临床表现常有头痛和癫发作，血和脑脊液囊虫抗体阳性，可供鉴别。

六、治疗

（一）中医治疗

1.辨证论治

（1）阴虚风动证。

证候：头晕，肢体麻木，步态不稳，或口眼㖞斜，舌强难言，半身不遂，心烦易怒，口苦咽干，舌红或黯红少津，苔少或无苔，脉弦细数。

治法：滋阴潜阳，镇肝息风。

方药：镇肝熄风汤加减。生龙骨（先煎）30 g，牡蛎（先煎）30 g，代赭石 15 g，白芍药 12 g，龟甲 30 g，玄参 12 g，天冬 12 g，生地黄 15 g，牛膝 12 g，炒杜仲 12 g，竹茹 10 g。

方解：方中龟甲、玄参、天冬、生地黄、白芍药滋阴潜阳；代赭石、生龙骨、牡蛎降逆潜阳，镇肝息风；牛膝补益肝肾，引血下行；炒杜仲补肾壮骨；竹茹化痰通络。全方共奏滋阴潜阳、镇肝息风之功。

加减：便结者，加麦冬、火麻仁，润肠通便；失眠者，加夜交藤、酸枣仁，宁心安神。

（2）风痰瘀阻证。

证候：头晕目眩，肢体麻木，或感觉减退，半身不遂，舌强语謇，气短纳差，胸胁痞闷，痰涎外溢，舌质黯或有瘀点、瘀斑，苔白腻，脉弦而滑。

治法：息风化痰，活血通络。

方药：温胆汤加味。半夏12g，茯苓15g，甘草3g，陈皮10g，竹茹8g，枳实10g，当归12g，远志10g，石菖蒲10g，鸡血藤15g，地龙10g，天麻12g，川芎10g。

方解：方中天麻平肝息风；半夏、茯苓、甘草、陈皮和胃化痰；竹茹、枳实降逆化痰；远志、石菖蒲化痰开窍；当归、川芎活血化瘀；鸡血藤、地龙通经活络。全方共奏息风化痰、活血通络之功。

加减：头晕重者，加菊花、钩藤，平肝息风；痰郁化热、舌苔黄腻、脉滑数者，加胆南星、天竺黄，清热化痰。

（3）气虚血瘀证。

证候：耳鸣脑鸣，半身不遂，偏身麻木，舌喝语謇，手足肿胀，面色萎黄，气短乏力，自汗出，舌质黯淡，舌苔薄白，脉细涩。

治法：益气活血，祛瘀通络。

方药：补阳还五汤加减。黄芪30g，川芎12g，当归10g，赤芍药12g，桃仁10g，红花10g，地龙12g，全蝎8g，鸡血藤15g。

方解：方中重用生黄芪补气，使气旺血行，瘀去络通而窍开；当归、川芎、赤芍药、桃仁、红花、鸡血藤活血化瘀通络；地龙、全蝎祛风通络。全方共奏益气活血、祛瘀通络之功。

加减：痰盛者，加半夏、远志、石菖蒲，化痰；有痰热者，加天竺黄、竹茹、川贝母，清热化痰；心烦失眠者，加黄芩、夜交藤、珍珠母，清心除烦、宁心安神；言语謇涩重者，加石菖蒲、郁金，开窍通络。

2.中成药

（1）华佗再造丸：适用于腔隙性脑梗死风痰瘀阻证，每次 4~8 g（重症每次 8~16 g），每日 2~3 次，口服，孕妇忌服。

（2）脑安胶囊：适用于腔隙性脑梗死气虚血瘀证，每次 0.8 g，每日 2 次，口服。

（3）通塞脉片：适用于腔隙性脑梗死气虚血瘀证，每次 5 片，每日 3 次，口服。

3.针刺疗法

（1）主穴：水沟或百会、内关、极泉、尺泽、委中、三阴交、足三里。

（2）配穴：上肢不遂者，配肩、曲池、手三里、合谷；下肢不遂者，配环跳、阳陵泉、阴陵泉、风市；口角喝斜者，配颊车、地仓；足内翻者，配绝骨、丘墟透照海；足外翻者，配中封、太溪；足下垂者，配解溪；便秘者，配丰隆、支沟；尿失禁、尿潴留者，配中极、曲骨、关元；言语不利者，金津、玉液点刺放血；吞咽障碍者，配风池、完骨、天柱。

（二）西医治疗

1.抗血小板聚集药物

抗血小板聚集药物是预防和治疗腔隙性脑梗死的有效药物。

（1）肠溶阿司匹林（或拜阿司匹林）：每次 100 mg，每日 1 次，口服，可连用 6~12 个月。

（2）氯吡格雷：每次 50~75 mg，每日 1 次，口服，可连用半年。

（3）西洛他唑：每次 50~100 mg，每日 2 次，口服。

（4）曲克芦丁：每次 200 mg，每日 3 次，口服；或每次 400~600 mg 加入 5%葡萄糖注射液或 0.9%氯化钠注射液 500mL 中静脉滴注，每日 1 次，可连用 20 日。

2.钙通道阻滞剂

（1）氟桂利嗪：每次 5~10 mg，睡前口服。

（2）尼莫地平：每次 20~30 mg，每日 3 次，口服。

（3）尼卡地平：每次 20 mg，每日 3 次，口服。

3.血管扩张药

（1）丁苯酞：每次 200 mg，每日 3 次，口服。偶见恶心、腹部不适，有严重出血倾向者忌用。

（2）丁咯地尔：每次 200 mg 加入 5%葡萄糖注射液或 0.9%氯化钠注射液 250 mL 中静脉滴注，每日 1 次，连用 10~14 日；或每次 200 mg，每日 3 次，口服。可有头痛、头晕、恶心等不良反应。

（3）倍他司汀：每次 6~12 mg，每日 3 次，口服。可有恶心、呕吐等不良反应。

4.内科病的处理

有效控制高血压、糖尿病、高脂血症等，坚持药物治疗，定期检查血压、血糖、血脂、心电图和有关血液流变学指标。

（三）中西医结合治疗思路

腔隙性脑梗死目前虽无特殊治疗方法，但应用抗血小板聚集药、钙通道阻滞剂和中西医的扩张血管药的治疗，仍然可以取得很好的效果。近 30 多年来，应用活血化瘀中药治疗脑卒中取得的效果，引起了人们广泛的重视和兴趣。据报道，常用的活血化瘀中药有丹参、桃仁、红花、当归尾、赤芍药、川芎、大黄、蒲黄、三七、炮三甲（龟甲、鳖甲、穿山甲）、三棱、鸡血藤、水蛭、血竭、益母草、泽兰和黄芪等。这些药物中如复方丹参注射液、川芎嗪注射液、黄芪注射液和红花注射液等治疗脑梗死都有有效的报道，以及运用王清任《医林改错》中两首有名的活血化瘀方剂（补阳还五汤和血府逐瘀汤）治疗脑梗死的临床和实验研究的报道也很多。但迄今尚没有关于活血化瘀方药治疗（或辨证论治）腔隙性脑梗死的大样本、随机对照试验（RCT）循证医学研究，以对其临床疗效和安全性等进行系统评价。另外，在活血化瘀理论指导下，根据腔隙性脑梗死的发病机制和病理改变，研究开发防治腔隙性脑梗死的中药新药，已成为迫切需求。

七、预后与预防

（一）预后

Marie 和 Fisher 认为腔隙性脑梗死一般预后良好，下述几种情况影响本病的预后：

（1）梗死灶的部位和大小，如腔隙性脑梗死发生在脑的重要部位——脑桥和丘脑，以及大的和多发性腔隙性脑梗死者预后不良。

（2）有反复 TIA 发作，有高血压、糖尿病和严重心脏病（缺血性心脏病、心房颤动、心脏瓣膜病等），症状没有得到很好控制者预后不良。据报道，1 年内腔隙性脑梗死的复发率约为 10%~18%；腔隙性脑梗死，特别是多发性腔隙性脑梗死半年后约有 23%的患者发展为血管性痴呆。

（二）预防

控制高血压、防治糖尿病和 TIA 是预防腔隙性脑梗死发生和复发的关键。

（1）积极处理危险因素。①血压的调控：长期高血压是腔隙性脑梗死主要的危险因素之一。在降血压药物方面无统一规定应用的药物。选用降血压药物的原则是既要有效和持久的降低血压，又不至于影响重要器官的血流量。可选用钙离子通道阻滞剂，如硝苯地平缓释片，每次 20 mg，每日 2 次，口服；或尼莫地平，每次 30 mg，每日 1 次，口服。也可选用血管紧张素转换酶抑制剂（ACEI），如卡托普利，每次 12.5~25 mg，每日 3 次，口服；或贝拉普利，每次 5~10 mg，每日 1 次，口服。②调控血糖：糖尿病也是腔隙性脑梗死主要的危险因素之一。③调控高血脂：可选用辛伐他汀（或舒降之），每次 10~20 mg，每日 1 次，口服；或洛伐他汀（又名美降之），每次 20~40 mg，每日 1~2 次，口服。④积极防治心脏病：要减轻心脏负荷，避免或慎用增加心脏负荷的药物，注意补液速度及补液量；对有心肌缺血、心肌梗死者应在心血管内科医师的协助下进行药物治疗。

（2）可以较长时期应用抗血小板聚集药物，如阿司匹林、氯吡格雷和中药活血化瘀药物。

（3）生活规律，心情舒畅，饮食清淡，适宜的体育锻炼。

第五章　中医皮肤外科的中西医结合治疗

第一节　中西医结合治疗概述

中医外科形成于春秋战国时代。目前发现的最早的医学文献《五十二病方》记载了感染、创伤、冻疮、诸虫咬伤、痔瘘、肿瘤等多种外科疾病，并介绍了割治、外敷治疗痔疮，用探针检查痔疮的方法。《黄帝内经》已有痈疽篇的外科专章，对痈疽的病因病机已有相当的认识，并记载有针砭、按摩、猪膏外用等多种疗法，最早提出用截肢手术治疗脱疽。我国第一个著名外科医生王驹，"为宣王割痤，为惠王割痔，皆愈"。东汉名医华佗创制"麻沸散"、张仲景的《金匮要略》治疗肠痈、寒疝、浸淫疮等病的治则和方药至今仍为临床所用。晋代出现了我国现存的第一部外科学专著《刘涓子鬼遗方》，总结了不少金疮、痈疽、皮肤病的治则和经验。唐朝孙思邈的《备急千金要方》、王焘的《外台秘要》是外科方药的重要参考书籍。元朝齐德之《外科精义》，指出"治其外而不治其内，治其末而不治其本"的方法是不对的。明清以后，以整体观念为主流的中医外科学逐渐形成以陈实功《外科正宗》为代表的"正宗派"、王洪绪的《外科证治全生集》为代表的"全生派"、高秉钧的《疡科心得集》"心得派"三大学术流派，至今仍对外科临床有较大的指导意义。

汉唐时代的中医外科走在世界前列，但宋朝以后中医外科手术技术日渐衰落，尤其是鸦片战争后，现代外科学解决了感染、出血、疼痛三大问题，使整体水平得到跨越式的发展。

西学渐始于明清，但直至20世纪初，西方医学才凭借积蓄一百多年的技术能力在我国站稳脚跟，并与有数千年历史的中医学短兵相接，形成竞争态势。双方既有废存的水火不容，也有实用的吸收会通。张锡纯先生主张"衷中参西"，以中医理论为纲，以西医方法为补，以治愈为最终目的，是中西会通的典型代表。"中西医结合"这一概念是1956年毛主席"把中医中药的知识和西医药的知识结合起来，创造中国统一的新医学药学"的讲话之后逐步在我国医学界出现的。通过建立中医研究院、组织西医学习中医等一系列措施，使中医学作为一个完整的医学体系得到充分的肯定，也使很多人转变了思想观念，明确了用现代科学方法发掘、整理、研究中医药学遗产，丰富现代医学科学，中西医结合方针得以确立，中国医学的历史进入了中医、西医、中西医结合三支力量并存的新时期。

经过几十年的开拓探索、创新研究，中西医结合在医疗卫生体系中的作用不断增强，在临床实践中的优势不断显现，学术研究成果不断增多，有些甚至产生了较深远的国际影响，其中最具代表性的是基于中医学理论、运用现代技术创制的新型抗疟药——青蒿素和双氢青蒿素，成为我国第一个获得诺贝尔自然科学奖的项目。

2016年12月25日发布《中华人民共和国中医药法》，为继承和弘扬中医药、促进中医药事业健康发展提供了有力的法律支撑。党的十九大报告指出，"坚持中西医并重，传承发展中医药事业"。2019年的《政府工作报告》再次强调，支持中医药事业传承创新发展，开启了发展中医药的新征程。

中西医学的理论体系由于受各自传统文化的影响而有所不同，各有优缺点。中医学属经验医学范畴，以动态平衡观为理论主线，对疾病的辨证论治有着较强的系统性和完整性，重宏观、思辨，对人体结构、生理病理等的微观认识和量化不足，个体化治疗限制了它的标准化、可重复性和可推广性。但是中医学以人为本的整体观顺应当今"生物-心理-社会"医学模式的转变形势，符合当今医学发展潮流。西医学属于实验医学范畴，方法学上注重直观分解、实验测定、技术使用和定量分析，客观具体，因量化而直观，可操作性强，可比性明确、标准化程度高，可重复性强，易于被人理解和接受。但是西医学对个体差异的关注度不够，重驱邪，而轻扶正，机体本身的适应性调节能力不能得到有效地激发。诊治上重程序性、规范化，对人性的关注度不够，社会、心理、环境因素与个体的联系与相互影响较为忽视，重治病而轻调养摄生防病延年。

中医外科学强调整体辨证与局部辨证相结合，强调外科病机与气血辨证相结合，优选内服药与外治法的应用。传统中医外科的"消""托""补"三大治法至今仍有效指导中西医结合对外科感染性疾病的临床治疗。现代医学技术发展日新月异，各种诊疗手段层出不穷，强调局部微观的准确性，对于疾病的诊断及治疗的决策至关重要。B 超、CT、MRI、心电图代表现代辅助诊断技术，可以作为中医四诊的延伸；调节水、电解质与酸碱平衡也是调整阴阳的内容；补液、输血等支持疗法是补益气血、养阴生津的创新手段，也是现代中医的发展。善于学会用中西两法诊断和治疗外科常见病，善于观察分析中西医的优势，取长补短，不断探索创新中西医结合的新理论、新方法，才能得出最佳诊疗方案，更好地为人类健康服务。

第二节　中西医外治法的结合

中医治疗方法分为内治和外治两大类。内治之法，多从整体观念出发，进行辨证论治，祛邪扶正，标本兼治。外治法相对于内治法而言，是施于体表或从体外进行治疗的方法。主要通过药物、温热及机械三者的作用以调整机体功能，祛除外邪而达到治疗目的。外治法包括的范围有切开法、引流法、火针法等手术方法，敷、熨、熏蒸、吸入、热烘、浸浴、塌渍、发泡、膏摩、点眼、灌耳、漱涤、扑粉、导、塞、薄贴等非手术方法。在外治法中，一些外用的膏药薄贴如太乙膏、阳和膏、敷药，围箍药如金黄散、玉露散等，油膏如生肌玉红膏、黄连膏等，散剂如阴消散、阳消散、生肌散、枯矾散等，丹剂如升丹、九一丹、八宝丹等，都有不同程度的疗效及不可代替的独特作用。这些治疗方法都是中医外科外治法中最具特色的。

中医外治法具有简单、便捷、价廉、效验特点，在临床得到了广泛的应用和较快的发展，在其发展过程中既保留传统，又借鉴现代科学知识，去粗取精，形成了自己独有的手术方法。

中医中药湿润暴露疗法使我国治疗烧伤的水平居于世界领先水平。在烧伤防治的理论研究上，湿润暴露疗法打破了西医学传统的保持创面干燥成痂的概念。湿润疗法这一理论的提出是根据中医外科"创伤、溃疡"论治思想和现代烧伤局部微循环研究理论提出的一种新理念，这是中西医结合的典范。中医皮肤外科采用"消、托、补"治疗方法，在脓肿施治方面疗效卓著，"清、化、补"序贯疗法，已在临床上得以广泛应用，大大促进创面的修复，已经证明中医药可以促进慢性皮肤溃疡局部组织一些相关生长因子的分泌，为中医药促进创面修复提供了科学依据。

中医外治法由于受其止血、麻醉、抗感染方面的局限，对于体积较大的肿物或范围较大的恶性病变治疗受限。中药多种经典膏药、薄贴等外用药，制备主要为院内制剂，没能上市流通，加上外用药本身的缺点，如膏药因黑而硬受患者排斥，敷药的粉末使用时较烦琐，需用蜂蜜、凡士林调剂。用蜡和植物油熬制而成的油膏，难以久存，限制了其推广使用。因此，外科的外用药需要用现代化手段进行剂型改革，并由药厂生产，在市场上流通，来便于其广泛使用。否则，今后就会严重影响外科这一特色和优势的发挥。只有刀药并重，才能真正体现中医外科在外治法上的特色和优势。

西医皮肤外科的治疗手段日趋多样，刀、针、冷、光、电、毒，手术是基础，激光、注射、冷冻、电离子、肉毒素、光动力、浅层 X 线等各种疗法不断发展突破，新的药物和器械不断涌现，追求以最低的损伤达到最好的疗效，发展迅速。但是，仍有不少领域亟待开拓。比如皮肤肿瘤切除后的后续治疗，皮肤创面的无瘢痕化愈合，色素疾病的内因调治，毛发移植前后毛囊的养护等。这些领域其实都是中医特色理论所擅长的空间，外治内调并举、特色中药的应用可能是中西医结合发展皮肤外科的前景。西医治疗及中医外治法可清除已出现的病灶，中医中药可改善患者体质，巩固手术疗效，减少复发，未病先防，辨病和辨证相结合，取长补短。只有中西医结合治疗才能标本兼顾，给患者提供最优治疗方案。

第三节 中西医结合治疗的优势

皮肤病是临床常见病、多发病，因皮肤病就诊的门诊数量在所有门诊就诊数量中占有相当的比例，因此针对皮肤病的研究和治疗意义重大。但是由于皮肤病种类繁多，许多疾病难以短期内痊愈，反复发作，治疗顽固，迁延日久，且影响外观，这些情况都严重影响患者生活质量，并给患者带来了极大的痛苦。皮肤病顽固难治众所周知，虽然纯西医的治疗有时可以迅速改善病情，缓解症状，但对于皮肤疾病的整体治疗，仍显得不足，纯西医治疗已经不能满足患者需求。中医学在治疗皮肤病方面积累了丰富的经验，一部分皮肤病使用纯中医治疗就能获得良好的临床疗效，还有一些皮肤病在找准切入点后进行中西医结合治疗，能起到增加临床疗效、减少副反应等效果。中西医之间互相取长补短，发挥各自的优势，提高临床疗效，是现阶段临床的客观需要，也是皮肤病治疗领域的发展方向之一。

一、急性皮肤病

（一）带状疱疹

带状疱疹是由于感染水痘-带状疱疹病毒所致的急性病毒感染性皮肤病。临床主要表现为沿着神经节段单侧分布的红斑、簇状水疱，伴有明显的疼痛。中医学称带状疱疹为"蛇串疮"，又称为"蜘蛛疮""缠腰火丹"。由于本病皮损发生在身体一侧，呈条带状分布，似蛇串行，故中医学称为蛇串疮。本病为急性感染性皮肤病，临床治疗以抗病毒、营养神经、对症止痛、改善皮肤损害为主，目前临床的治疗难点主要体现在对疼痛的治疗和后遗神经痛的预防。

抗病毒治疗能加速皮损的愈合，以及降低急性神经炎的严重程度，缩短病程。带状疱疹的发病病因明确，为水痘-带状疱疹病毒感染，故针对此病毒的治疗是本病的核心治疗方法。目前对于水痘-带状疱疹病毒，已经有阿昔洛韦、伐昔洛韦、泛昔洛韦等有效的抗病毒药物治疗。多项证据表明，及时有效的抗病毒治疗能够降低急性神经炎相关疼痛的严重程度和持续时间，促进皮损更快愈合，预防新皮损的形成，减少病毒排出以降低传播的风险，以及预防带状疱疹后遗神经痛。抗病毒在带状疱疹的治疗当中，证据等级为 la，故抗病毒的治疗已经明确能够获益，改善预后，成为本病的基础治疗。这是现代医学治疗本病的优势。

中医特色治疗早期介入能迅速改善患者的整体病情。带状疱疹需要解决的其中一个重要临床问题就是迅速改善皮肤损害。带状疱疹临床上首先出现散在红斑，红斑基础上出现簇状水疱，如果护理不当或治疗不及时，水疱逐渐演变成脓疱，病情严重会出现血疱，不慎伴有感染会出现溃疡、坏死。中医的特色疗法早期介入能够迅速改善皮肤损害。火针作为一种中医传统疗法在临床上运用广泛，能够有效解决临床问题。在带状疱疹方面，火针治疗带状疱疹能够迅速清除水疱，促进水疱结痂，改善病情，防止进一步出现脓疱、感染、溃疡等。不仅如此，火针对患者的疼痛改善也有较好的临床疗效。另外，各种针灸疗法、火罐疗法等在急性期时介入治疗，对带状疱疹的皮损、疼痛、整体的恢复均有明显获益。

带状疱疹后遗神经痛是带状疱疹的治疗难点。即使经过早期积极的治疗，仍有一部分患者会演变成带状疱疹后遗神经痛。带状疱疹后遗神经痛是皮肤科、神经科、麻醉科、疼痛科共同的难题。西医治疗带状疱疹后遗神经痛主要是以各种止痛治疗为主，包括升阶梯止痛药物治疗、加巴喷丁和普瑞巴林一类的药物、神经阻滞、电极植入等。大部分患者通过上述药物、有创操作等治疗后，均可得到明显改善。但是药物副反应、部分操作治疗昂贵、有创操作带来损伤均是临床需要面对的问题。而且，仍有部分患者经过上述治疗后疼痛改善不理想。中医治疗对改善后遗神经痛有积极作用。现阶段，针灸治疗带状疱疹的诊疗思路已经形成，止痛机制已经逐渐阐明，针刺治疗能够显著改善带状疱疹的疼痛程度，降低带状疱疹的后遗神经痛发生率。中西医对带状疱疹后遗神经痛的治疗均有各自的优势和特色，中西医取长补短，优势互补，能够更好地缓解后遗神经痛，提高临床疗效。

（二）细菌感染性皮肤病

细菌感染性皮肤病有多种，这里重点论述丹毒、疖病、痈、蜂窝织炎这一类感染性疾病。上述疾病大多以球菌感染为主，临床表现为局部皮肤红肿热痛，甚至化脓破溃，严重者出现系统性感染等重症改变。本病属于中医学"疮疡""发""痈"的范畴。根据发病部位的不同，历史上对其病名有不同描述，如生在脑后的叫"发脑"，生在背后的称"背发"，生在颌下、口底为"锁喉痈"，生在手背部为"手发背"，生在臀部为"臀痈"等。对于此类感染性皮肤病，临床上治疗主要针对菌群以抗感染治疗为主，效果常比较理想，但在伴有特殊基础疾病，或疾病后期，以修复为主要过程的时候，单纯西医治疗不一定尽如人意。

西医的抗感染治疗对此类疾病大部分效果理想。感染性疾病因为病因明确，且现代医学因抗生素的迅速发展，能够针对特定的细菌进行有效的抗菌杀菌治疗，普通的皮肤感染性疾病均能得到很好解决。但是对于部分特殊的人群除外，如抗菌药物过敏者；或伴有严重基础疾病、消耗性疾病的患者，抗菌效果不理想者；或者如糖尿病的患者，皮肤感染早期处理不当，形成后期慢性溃疡、慢性脓肿的状态，单纯抗生素治疗疗效不佳者。单纯的西医治疗方法，强调手术清创，或全身应用抗生素，忽视了患者全身状况的调整，忽视了调动患者机体本身的抗病能力。在疾病的后期，当细菌感染已被控制，疾病的主要矛盾由细菌感染、组织坏死，转化为机体对创伤的修复过程时抗生素已无能为力，需要依靠机体的自身修复功能。

中医对疮疡疾病的治疗积累了丰富经验，自成一套治疗体系。中医治疗疮疡类疾病最重辨证。此类疾病首辨阴阳虚实，且根据疾病不同阶段，运用"消、托、补"的方法进行治疗。对于疾病早期，以实证、热证为主，邪实明显的情形，运用清热解毒之法以消肿退红；脓肿形成后，当需邪有出路，切开排脓；脓肿破溃后，托毒排脓，最后腐肉已脱，脓汁已净，肉芽生长，逐渐收口向愈，以调和气血，清解余毒。对于部分特殊患者，疾病后期，耗气伤阴，正虚邪恋，新肉难生，则需要用补益之法，扶正补虚，托毒外出，新肉才生。外治方面，早期实证可用金黄膏或玉露膏外用，虚证应用冲和膏外敷，均能够直达病源，促进疮痛愈合。

综上所述，在治疗疮疡类皮肤感染性疾病，早期运用抗生素积极治疗，加上中医药内服外治，能够加速疾病恢复，达到比较理想的临床疗效。但是对一些特殊的患者，形成慢性溃疡，抗生素治疗不理想，应找准切入点，运用中医托、补、扶正祛邪的理念治疗，能有效提高临床疗效。

二、慢性皮肤病

（一）银屑病

银屑病是一种常见的红斑鳞屑性皮肤病，该病病程漫长，具有复发倾向，对患者的身心健康影响严重。发病以青壮年为主，对患者的身体健康和精神状况影响较大。临床表现以红斑、鳞屑为主，全身均可发病，以头皮、四肢伸侧较为常见，多在冬季加重。中医学称银屑病为白疕，历代中医文献中所记载的"蛇虱""疕风""松皮癣""干癣"等属于该病范畴。临床上，银屑病的治疗难点主要有两方面，一是快速缓解病情，二是维持稳定减少复发。

在快速缓解病情方面，西医治疗具有优势。银屑病的治疗已经有分类和规范，包括局部治疗、物理治疗和系统治疗。局部治疗包括外用药物，如焦油类、维A酸类、维生素D衍生物、水杨酸软膏、尿素软膏、硫黄软膏等。糖皮质激素制剂，可小面积短期使用。物理疗法有沐浴疗法、紫外线治疗。系统药物免疫抑制剂（氨甲蝶呤、环孢菌素A）、维A酸，仅用于少数特殊重症型及对于常规治疗无效者。近年来，临床上新推出的生物制剂如TNF-α拮抗剂、IL-23拮抗剂、IL-17A拮抗剂的出现，给银屑病的治疗带来了更理想的临床疗效。快速缓解病情当属生物制剂疗效最理想。近些年，TNF-α拮抗剂的出现如阿达木单抗、英夫利西单抗、依那西普，揭开了生物制剂治疗的新时代。它的疗效令人满意，能够快速缓解病情，患者能够在短时间内实现PASI75的目标。近两年的新型生物制剂，IL-23拮抗剂、IL-17A拮抗剂的问世，更是将银屑病的治疗推向高峰。所以，目前生物制剂的问世使银屑病的初期治疗能够获得非常满意的效果，在这一点上，西医的治疗拥有绝对的优势。但是，我们观察发现，首先，生物制剂的价格昂贵，一般患者无法长期使用。其次，生物制剂在长时间使用后，仍有药效下降，病情复发的可能。

中医药治疗银屑病对病情的维持稳定和减少复发有优势。减少疾病复发是银屑病治疗的永恒话题。在维持稳定和减少复发方面，中医药就有比较显著的优势。现阶段，银屑病"血瘀、血热、血燥"等中医理论核心病机已被阐明，临床运用成熟。临床上，在稳定期的银屑病患者，可以根据具体的辨证，使用中药汤剂口服，以及中药外洗等方法进行治疗，以控制疾病，减少复发。另外，在疾病急性期时，可采用西医治疗，以便快速缓解病情，在疾病缓解后，西药逐渐减量，配合中药内服外治治疗，以维持稳定。

总之，银屑病是一种慢性、复发性疾病，由于病因和发病机制尚不清楚，目前仍以改善临床症状、延长缓解期、减少复发为目的。选择治疗方案时应权衡利弊，既要考虑疗效，又要重视可能出现的毒副作用。要根据病情不同而定，综合分析患者的临床证型、病期、皮损面积、严重程度、体质、既往治疗等因素。对于皮损局限、病情稳定者，一般选择外用药物局部治疗。优点是药物可以直接作用于病变部位而不会引起全身的毒副作用。对于进展期、皮损面积广或重症患者，适宜以全身治疗为主，外用药为辅的原则。中医辨证治疗有着比较完善的理论基础和较好的疗效水平，且毒副作用小。运用中西医方法，在疾病过程中找准切入点，中西医结合治疗能够更好地改善病情，维持稳定，减少复发。

（二）湿疹

湿疹是由多种内外因素引起的瘙痒剧烈的一种皮肤炎症反应，分急性、亚急性、慢性三期。湿疹本身具有皮疹多形，边界不清，对称分布，瘙痒明显等特点，急性期具有渗出倾向，慢性期则浸润、肥厚。有些患者直接表现为慢性湿疹，慢性湿疹又可以出现急性发作现象。中医学称湿疹为"湿疮"，由于本病倾向渗出，故中医学谓之"湿疮"。临床上湿疹的治疗难点在于缓解病情、维持稳定、减少复发。

急性湿疹或者慢性湿疹急性发作，西医治疗效果理想。急性湿疹临床上存在两种情况，一种是新发急性湿疹，另一种是慢性湿疹急性发作。急性湿疹临床上主要表现为皮疹泛发，多形，以红斑、丘疹、水疱、糜烂、渗液、剧烈瘙痒为主要表现。急性湿疹剧烈瘙痒，令人痛苦。西医治疗急性湿疹，通过外用糖皮质激素，内服糖皮质激素、免疫抑制剂等药物能够迅速改善病情，缓解症状，有利于急性期的控制。可是这些药物的治疗往往产生严重的副反应，仅适合短期治疗，不适合长期使用。临床上对于急性湿疹的患者，运用上述方法疗效尚可。中医药治疗湿疹也有相当疗效，急性期采用清热利湿解毒等方法，配合中药外洗外用，均能有效缓解病情。但是对于湿疹来说，更重要的是慢性湿疹的长期稳定和减少复发。

慢性湿疹的长期稳定和减少复发，中医能发挥重要作用。中医学认为，湿疹乃因禀赋不耐，风湿热之邪客于肌肤而成；或因脾失健运或营血不足，湿热稽留，以致血虚风燥，风燥湿热郁结、肌肤失养所致。慢性湿疹病情迁延，湿热留恋，湿阻成瘀，可血热搏结成瘀，致风湿热瘀并重之势；疾病后期，风热伤阴化燥，瘀阻经络，血不营肤，或气阴两虚，或血虚风燥。从西医学的角度来看，湿疹不管具有什么特殊的临床异质性，均为湿疹，治疗方法和手段类似。但湿疹病程中这些不同证型特点的体现却是客观存在的。这是中医学的强项，中医学能够通过辨证论治的方法，从不同证候角度入手，以辨证施治。中医外治法对慢性湿疹皮损改善效果良好。例如，对于结节性皮疹，火针的治疗不仅能够改善结节情况，还可以缓解瘙痒；对于肥厚性皮损，梅花针吹烘疗法对止痒及改善皮损疗效显著。另外，中药溻渍、熏蒸、涂擦、外敷和艾灸、针灸、放血疗法、推拿等特色疗法都能够有效的改善慢性湿疹的病情，缓解瘙痒。总之，单纯的中医或者西医治疗，都不能全面解决湿疹问题，中西医结合能够在多个方面协同改善湿疹病情，稳定病情，减少复发。

三、增生性皮肤病

在皮肤病领域，疾病种类繁多，其中增生性皮肤病占有一定比例。增生性皮肤病病因多种，可分为感染性的、非感染性的、良性的、恶性的等。中医西医在治疗此类皮肤病，都有自己的特色和优势。

普通良性增生性皮肤病如皮赘，可以直接用激光或冷冻的疗法去除。皮肤纤维瘤、脂溢性角化、表皮囊肿、脂肪瘤等良性增生性肿物，可以直接手术切除，治疗彻底，效果好，不易复发。这类疾病使用手术切除就已经足够。病毒疣就是另一种临床常见的增生性的皮肤病。疣的治疗困难，难点在于疣体的复发。如果疣体较少，西医的治疗比较直接，如常见的寻常疣和趾疣可以直接用冷冻、激光的方法去除，但是临床复发率高，难以彻底治愈。如果是泛发的或者数目较多的寻常疣和趾疣，这类病损去除的方法就显得力不从心，损害也大，严重影响患者生活质量，复发率也高。此时运用中西医结合的方法，使用中药浸泡、配合西医增强免疫的治疗，可以收到良好的疗效。

针对恶性皮肤病肿瘤的治疗思维，就应该及时尽早去除病灶。常见的皮肤恶性肿瘤如基底细胞癌、鳞状细胞癌、恶性黑色素瘤等，应尽量使用 Mohs 手术切除，在保证肿瘤完全切除的情况下尽量保留正常皮肤组织，尽量保留美观和关键部位的功能。对于一些恶性程度很高的皮肤恶性肿瘤或者转移癌，中西医结合治疗对疾病的综合治疗有好处。恶性疾病的治疗应该实事求是，选择对预后最好的治疗方案治疗，且不可片面单纯使用中医治疗。中医治疗皮肤恶性增生性疾病，应该找准合适的切入点。如选择手术治疗的患者，在围手术期中医药的介入能够调理好全身状态，使自身达到最理想的手术状态，在术前术中术后为患者保驾护航。对于恶性疾病，中医药要发挥扶正祛邪的作用，恶性疾病消耗严重，中医可以益气扶正，提高机体抗邪能力，改善整体身体状态，延长生命，改善预后。

第四节　中西医结合治疗的实践与发展

一、中西医结合的实践

中医药有着数千年的历史，是中华民族在长期与疾病斗争中所形成的极为宝贵的经验总结。中医学是我国古代医家通过长期的医疗实践，在辩证法思想的影响下，逐渐形成的一个以整体观念为指导，以脏腑、经络等学说为理论核心的诊疗体系。中医皮肤病学虽然在古代未形成专门学科，但作为中医学的组成部分而发展。从古到今，中医学的实践从未中断过。

近代随着西方医学的传入，中西两种医学体系不断地相互学习、借鉴、融合，并不断发展。在《中国皮肤科学史》书中就记载了中国中西医皮肤科的整体发展过程。秦万章先生为此书的出版发行发表了文章，文中指出：近代西医传入中国之初，中西两种医学就相互学习、借鉴、融合，并不断发展。如美国传教医师嘉约翰早在 1872 年著译《花柳指迷》，1873 年著译《皮肤新编》和 1895 年被编入中西医丛书十种的《花柳解毒神效方》中，就使用了中医病名和中药，例如使用熟石灰、硫黄、硼砂、白（蜂）蜡、猪脂、杏仁油、三仙丹、密陀僧、鸡蛋黄等，以补充西药之不足；外用制剂中使用的白（蜂）蜡、猪脂、杏仁油做软膏基质，亦取自中医中药之技术技法。孙中山、梁培基等 150 名医学人才均受教于这些早期的中西医结合教材。另一美国传教医师聂会东，1897 年著译的《皮肤证治》中，使用了证治的中医名词，将表皮称为“皻”，真皮称为“腠”，并按中国传统文化规范了皮肤性病学名词，自此开启了中国中西医结合皮肤科学之先河。由此可见，中西医结合的实践从近代西医传入我国后就已经开始。

近代我国的中医师也一直在向西医学习，逐渐学会中西会通。张山雷在其著作中也记载了西药锌粉、水杨酸和凡士林的使用，甚至将西药运用中药的理念进行分类，将西药中化，也是一种中西医结合的思维。近代还逐渐出现如《中西合纂外科大全》《中西医学讲义》《中西皮肤病学讲义》《中西外科学讲义》等书籍，已经从理论到临床实践论述了皮肤病的中西医结合治疗。20 世纪 50 年代后，我国涌现出不少中西医结合治疗皮肤病的大家，如赵炳南、朱仁康老先生等人，就是我们这个时代非常优秀的中西医结合治疗皮肤病的大家。他们学贯中西、古今，采用中西医结合的思维，优势互补、取长补短，更好地治疗皮肤病。

经过上百年的探索，风雨兼程，中西医结合治疗皮肤病已结出了累累硕果。从大家的出现，到年轻一代的培养，再到中西医结合机构的出现，均预示着中西医结合一直都在生机勃勃地发展。上述赵炳南、朱仁康等前辈带徒培养众多弟子，为中西医结合治疗皮肤病奠定了人才基础。全国中西医结合学会、学组的设立，也为皮肤领域中西医结合的发展奠定根基。1997 年天津长征医院、武汉市第一医院、沈阳市第七人民医院、杭州市第三医院成立“皮肤科四强联合体”，大力开展中西医结合治疗皮肤病，大力发展中药制剂，都成为当地门诊量最大、经济效益和社会效益良好的医院、科室。这些现象都表明，中西医结合治疗皮肤病有独到的优势和前景。

综上所述，中西医结合治疗皮肤病一直以来都没有中断过，不管是中医的医家还是西医的大夫，都在为提高临床疗效而践行着中西医结合这条道路。种种的迹象表明，中西医结合治疗皮肤病未来前景光明，生机勃勃。

二、中西医结合治疗的发展思路

（一）病证结合的诊疗思维

西医对疾病的认识重点在“病”，中医对疾病的认识重点在“证”。“病”和“证”

有各自的概念。疾病是机体在一定病因的作用下，因自稳调节紊乱而发生的异常生命活动过程。从上述的定义来看，疾病有一个重要的特点就是它是一个病理生理改变的过程，强调的是过程。所以当诊断为某一疾病，不管机体有哪些症状体征的变化，都属于同一个疾病。"证"，指的是在中医理论体系指导下，对患者在某一个状态下的病理生理改变的总结。它强调的是某一状态下的病变。由于"病"和"证"的概念不同，他们能解决的问题也不同。

中西医结合的其中一个切入点就是"辨病"和"辨证"的有机结合。"辨证"在宏观和动态等方面有优势，但对疾病发生的原因、确切机制、转归预后等缺少量化、直观的客观指标。"辨病"可利用现代医学技术，通过客观指标对大部分病种进行诊断，疗效明确、可重复性强，但缺乏整体观念。将"辨证"的理念引入对疾病的认识当中，将一个疾病不同的状态用"辨证"的方法将其再进一步细分或刻画，是对疾病更准确的认识和补充，有助于提高治疗效果。在治疗上，运用"病"的概念，对病进行治疗，除此之外，再运用"证"的概念，对疾病过程中不同病理生理状态进行更细致的治疗，充分发挥中西结合治法的优势和治疗效果。如疮疡这一类感染性疾病的治疗，采用抗生素治疗后，早期可以运用清热解毒的中药内外治疗，后期脓成破溃后可以加用托毒生肌的药物进行治疗，可得到良好的疗效。又如严重的药疹，使用清热解毒类中药可以起到一定的疗效，但是如果没有辨病的思想，将导致疾病的"药物"停用，那病情只能暂时缓解，不能得到根治。

临床上还有一些特殊的情况，随着医学发展，有些病在还没有出现明显的临床表现时，已经被诊断，或者在潜伏期时已经被诊断，这个时候会出现无"证"可辨的情况。如隐性梅毒患者，全身没有任何临床表现，仅仅通过抽血检查时发现活动性感染。这种情况下，辨病就能解决无法辨证的窘境。临床上还会出现另一些特殊情况。某些西医无法确诊的情况，且检查找不到明显的阳性结果，此时按照中医的辨证论治，可以得到良好的效果，此时"辨证"就很好地解决了无法辨病的情况。因此，中医辨证同时结合西医辨病，进行诊断、分型与分期。"辨证"与"辨病"相结合，融合中西医学之长，既明确局部病理损害，同时关注疾病过程中整体反应和动态表现，较单独应用中医或西医都有更好的补充与发展。

（二）中西药结合治疗思路

近代西医学传入我国，自然也带来了西医的化学药物。张锡纯的《医学衷中参西录》中，就已经记载了中西药结合使用的方法。其中，记载了石膏阿司匹林汤用来治疗发热的病症。现在我们回顾这样的结合和治疗似乎很可笑，但在当时这是一种大胆的尝试，是中西医结合的最早思想。随着中西医结合的发展，中西药联用防治疾病逐渐发展，成为中西医结合的体现。一些近代医家以中西药联用治疗皮肤病，在《中西医学汇综》《皮肤新编》等著作也有记载，此时中西医联用偏重于二者取长补短，追求疗效。中西药联合使用能得到比单独使用中药或西药更好的疗效。一方面，优势互补可增加疗效，降低或消除不良反应，进而减少药物用量，缩短疗程，降低医疗成本；另一方面，联用后扩大了药物的适用范围，此为中西药联用的潜在优势，也是联用的目的。中西药结合治疗可以从以下几个途径实现。

1.辨证选中药与辨病选西药相结合

目前，临床中西药联用普遍采用这种方法。很多疾病在治疗时，采用中西药联用，往往可获得比单用中药或西药更为明显的疗效。如针对丹毒的患者，西医诊断丹毒明确，给予抗感染治疗，中医介入，根据辨证使用清热解毒药物内外合治，可有效提高临床疗效。

2.用药途径的结合

中药汤剂的使用本身有不少不方便之处，如需要煎煮、味道不友好、不方便携带等。为了使药物方便携带、避免苦味，且发挥更大疗效，减少用药剂量，可在用药途径上进行剂型改革。临床上常见的就是将中药制作成颗粒剂等，如小柴胡颗粒，这是中药汤剂本身的剂型改造。还有将中药有效成分提取出来，形成针剂治疗，也是用药途径结合的体现。如补骨脂针治疗白癜风，地龙注射液治疗荨麻疹等。

3.中西药组方

根据中西药各自的特点组合而制成新的制剂的一种方法，既能够发挥中西药各自的优点，又能减少各自的缺点，起到增效减毒的作用。如广东省中医院的院内制剂搜风止痒片、利湿止痒片、润燥止痒片，都用在皮炎湿疹类疾病所致的瘙痒，根据临床辨证的不同选择合适的药物。上述药物中除主要由中药制成的成分外，还含有少量的酮替芬，以加强止痒功效。

中西药之间还可有其他的结合模式，需要中西药结合医师多探索运用，结合中药和西药各自特点和优势，把两者的运用有机结合，做到增效减毒，提高临床疗效。

参 考 文 献

[1]朱起贵.中西医结合诊疗基础与临床[M].武汉：华中科技大学出版社，2016.

[2]胡学强.中西医结合神经病学临床新进展[M].北京：人民军医出版社，2015.

[3]刘泰，吴林.神经内科中西医结合诊疗手册[M].北京：化学工业出版社，2015.

[4]戴恩来，罗再琼.中西医结合导论[M].北京：中国医药科技出版社，2012.

[5]许光兰，陈平.呼吸内科中西医结合诊疗手册[M].北京：化学工业出版社，2015.

[6]杨宇峰，滕飞.代谢综合征中西医结合治疗学[M].沈阳：辽宁科学技术出版社，2015.

[7]万海同.中西医结合脑血管病临床与科研方法[M].北京：中国中医药出版社，2015.

[8]陈可冀，刘建平.中医药与中西医结合临床研究方法指南[M].北京：人民卫生出版社，2015.

[9]高世东.实用中西医内科常见疾病诊疗[M].兰州：兰州大学出版社，2015.